>> 专家解百病系列丛书

图说甲状腺功能亢进症

总主编　张清华

主　编　梁艳玲

U0206948

中国健康传媒集团

中国医药科技出版社

内 容 提 要

本书为"专家解百病系列丛书"之一，聚焦甲状腺功能亢进症的防治，以话题对应思维导图及表格的形式详细阐述了甲状腺功能亢进症的病因、诊断、治疗和预防、保健等相关知识。本书可供医务人员参考，也可作为甲状腺功能亢进症患者治疗和护理的参考用书。

图书在版编目（CIP）数据

图说甲状腺功能亢进症 / 梁艳玲主编. —北京：中国医药科技出版社，2020.12

（专家解百病系列丛书 / 张清华主编）

ISBN 978-7-5214-2194-1

Ⅰ. ①图… Ⅱ. ①梁… Ⅲ. ①甲状腺机能亢进-防治-图解

Ⅳ. ①R581.1-64

中国版本图书馆 CIP 数据核字（2020）第 245667 号

美术编辑　陈君杞
版式设计　易维鑫

出版　**中国健康传媒集团** | 中国医药科技出版社
地址　北京市海淀区文慧园北路甲 22 号
邮编　100082
电话　发行：010-62227427　邮购：010-62236938
网址　www.cmstp.com
规格　710×1000mm　1/16
印张　13½
字数　223 千字
版次　2020 年 12 月第 1 版
印次　2020 年 12 月第 1 次印刷
印刷　三河市国英印务有限公司
经销　全国各地新华书店
书号　ISBN 978-7-5214-2194-1
定价　39.00 元

版权所有　盗版必究

举报电话：010-62228771

本社图书如存在印装质量问题请与本社联系调换

获取新书信息、投稿、为图书纠错，请扫码联系我们。

编 委 会

主　编　梁艳玲

副主编　曲建昌　王　彤　王莉莎

编　委（以姓氏笔画排序）

弓　月　严小艳　李　丽　张丽萍

陈　玲　岳小伟　赵　蕾　赵红玉

徐　锌　韩玉梁　路晶凯

前 言 | Preface

甲状腺功能亢进症（简称"甲亢"）是一种最常见的内分泌疾病，它是由于甲状腺激素分泌过多或其他多种原因引起体内甲状腺激素含量增高所致的一组疾病症状群。在我国，大约有数百万甲亢患者需要治疗。

甲亢作为一种常见病、多发病及易复发疾病，对患者的身心健康及生活造成不良影响及很大困扰，若治疗不当会引起甲亢性突眼、甲亢性心脏病等并发症，严重者会导致甲亢危象甚至危及生命。这就要求医生在临床诊疗过程中要利用所掌握的知识，全面、系统地给予患者合理的诊治和科学的指导。为辅助医生对甲亢进行全面、系统、深入的了解，根据患者病情选择相对合理的治疗方案，以及普及防治甲亢的基本知识，编者在参考多种有关甲亢文献的基础上编写了本书。

本书分 4 个部分，以话题对应思维导图及表格的形式详细阐述了甲亢的病因、诊断、治疗和预防、保健等相关知识，内容全面，讲解深入浅出，可供医务人员参考，也可作为甲亢患者预防、治疗和护理的参考用书。

编者在编写本书过程中得到了时任解放军三〇五医院内分泌科祝开思主任和药局贡联兵主任的关心及大力支持，在此表示感谢。由于受编者水平所限，书中难免存在疏漏之处，衷心希望各位读者批评指正。

编者

2020 年 9 月

目 录 | Contents

导致甲亢的元凶

甲亢的就医历程

摆 脱 甲 亢

认识甲亢

1. 认识甲状腺的解剖结构

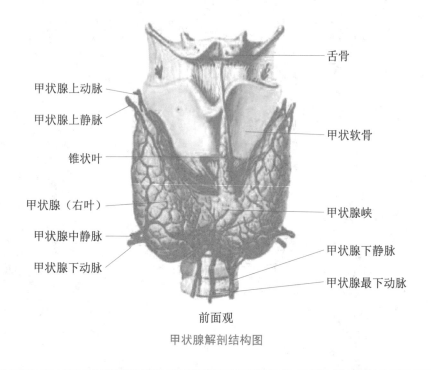

前面观

甲状腺解剖结构图

甲状腺的结构	甲状腺位于颈前方正中软组织内，紧密贴附在甲状软骨下第二至第四气管软骨前面。甲状腺呈 H 形，分为两个侧叶和峡部。两个侧叶呈锥形体，尖端向上，贴附于喉下部和气管上部的前侧面，上达甲状软骨中部，下抵第六气管软骨环，有时可达胸骨后。峡部多位于第二至第四气管软骨环的前方。30%～80%正常人自峡部向上伸出一个舌状突出部分，称为锥状叶，有时可达舌骨。正常人的甲状腺重 20～30g，女性的甲状腺稍大于男性。左右两侧叶基本对称，但从水平位置看，右侧叶稍高于左侧叶。每个侧叶长 4～5cm、宽 2～3cm、厚 2cm，上极尖细，下极圆钝，前凸背凹；峡部高宽各约 2cm、厚 0.5cm。甲状腺的形态可有不同程度的变异，峡部缺如者约占 7%，有锥状叶者约占 70%，可与左或右侧叶相连。甲状腺外有纤维囊包裹，即甲状腺固有膜，此囊伸入腺体组织，将腺体分为大小不等的小叶，囊外有颈深筋膜包绕，侧叶与环状软骨间常有韧带样结缔组织相连，故吞咽时，甲状腺随喉上下移动。但在正常情况下，甲状腺即使在吞咽动作时亦不能窥见。甲状腺侧叶后面有甲状旁腺，通常为 4 枚

甲状腺的血液供应、神经支配和淋巴引流	其血液供应丰富，每克组织血流达 4～6ml/min，整个甲状腺每分钟有 100～150ml 血液流过。血液来自颈外动脉的分支甲状腺上动脉、锁骨下动脉的分支甲状腺下动脉，经甲状腺上、中、下静脉流出。接受交感神经和副交感神经支配。交感神经纤维束来自交感神经链颈段的颈中节，其功能是促进腺体分泌和释放甲状腺激素。副交感神经系统来自迷走神经，其功能尚未完全阐明，现在认为这些神经主要是调节血管的舒缩，以调节通向甲状腺的血流，从而影响甲状腺的生长及功能。甲状腺的淋巴引流具有广泛性和多向性的特点，向上达颈部，向下达纵隔，两侧达颈侧区及咽后区域，甚至可达对侧，淋巴液由滤泡周围丛汇入颈深淋巴结、气管旁淋巴结和前纵隔淋巴结
结语	甲状腺是人体最表浅的内分泌腺体，也是最大的内分泌腺体，其合成和分泌的甲状腺激素调节体内的各种代谢并影响机体的生长和发育，对人体发挥极为重要的作用

2. 甲状腺的显微结构是什么

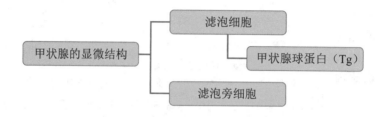

甲状腺滤泡	甲状腺包以一薄层纤维结缔组织被膜，该被膜深入腺体内做支架，将甲状腺分隔成许多大小不等的小叶，每个小叶由无数的甲状腺滤泡和滤泡间组织组成。甲状腺滤泡是甲状腺的基本结构单位和基本功能单位。由许许多多的甲状腺滤泡组成了甲状腺，而且只有甲状腺滤泡才能产生人体必需的甲状腺激素，人类的甲状腺约有 300 万个这样的滤泡。甲状腺滤泡壁是由单层的滤泡上皮细胞围绕而成，滤泡中央为无开口的滤泡腔，其内充满胶质，含有甲状腺激素，是甲状腺激素的贮存场所。甲状腺滤泡大小不一，其直径为 100~1000μm，平均 200~300μm，其形态可呈球形、卵圆形等。滤泡的外表面包绕着极其丰富的毛细血管网
显微镜下的甲状腺结构	显微镜下可见甲状腺由大小不等的滤泡组成，丰富的毛细血管网穿插其中。滤泡为单层甲状腺上皮细胞组成的环形结构，内存胶质——一种清澈的蛋白质液，含大量的甲状腺球蛋白（Tg）；滤泡细胞呈立方形，活跃时呈高柱状。富含糖蛋白的基膜使滤泡细胞同周围的毛细血管分开。电镜下可见滤泡细胞的顶端有许多微绒毛延伸至胶质，它们参与碘化、胞吐作用，激素分泌的初级阶段即胶质的重吸收过程在此发生。甲状腺中还有滤泡旁细胞（明亮细胞，C 细胞），在滤泡上皮旁或滤泡间的间质组织中，常呈卵圆形及多边棱形，细胞体较大，细胞质明亮，银浸标本，在细胞质中可见到大量的嗜银颗粒
结语	甲状腺滤泡细胞合成和分泌甲状腺激素，对甲状腺调节体内的各种代谢发挥着极为重要的作用

3. 甲状腺的生理功能有哪些

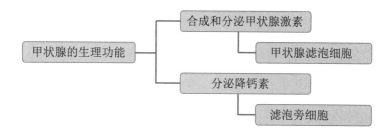

甲状腺的 生理功能	甲状腺滤泡细胞合成和分泌甲状腺激素，主要有甲状腺素（T4）和三碘甲状腺原氨酸（T3），由甲状腺滤泡细胞摄取血循环中的碘与酪氨酸结合而成。在滤泡上皮旁或滤泡间的间质组织中，散在有滤泡旁细胞，其分泌另一种激素——降钙素（calcitonin，CT），主要调节机体的骨代谢
结语	甲状腺激素对促进细胞分化、维持代谢平衡等起重要作用

4. 碘在人体是如何代谢的

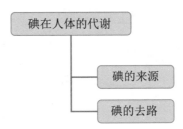

碘的来源	人类主要从饮水和含碘食物中获取碘，也可从含碘药物、造影剂中获得碘，在某些特殊情况下，碘可经皮肤及肺进入体内。正常成人每日通过饮食需摄取 100～200μg 的碘。摄入的碘可以是无机碘、元素碘及有机碘，这些碘经胃肠道均以离子碘的形式被吸收而进入细胞外液。此外，甲状腺每日分泌 75μg 碘，其中 2/3 为激素碘，1/3 为无机碘化物。在末梢组织中，甲状腺激素经脱碘而释放的离子碘也进入细胞外液，可以被再利用。甲状腺释放的无机碘化物，也可以离子碘形式进入细胞外液，所以细胞外液中既有从饮食摄取的碘，又有甲状腺释放的碘
碘的去路	人体与外界碘交换处于平衡状态。人每日从食物中摄取 100～200μg 碘，约 1/3 被甲状腺摄取，并以甲状腺激素的形式储存在甲状腺滤泡胶质中，有人把它称为甲状腺激素池，含碘总量约 8000μg，占全身碘量的 90%。甲状腺从细胞外液中只摄取它所需要数量的碘，约每日 75μg，用于甲状腺激素池的转换。也就是说，每日甲状腺摄取了 75μg 碘进入甲状腺激素的碘池，每日甲状腺也从甲状腺激素池中取出 75μg 激素碘，经脱碘，有 60μg 碘再进入细胞外液，其余 15μg 激素碘在肝中与葡萄糖醛酸或硫酸结合并随胆汁由粪便排出体外。每日摄入的碘 100～200μg，减去从粪便排出的碘 15μg，剩余的 85～185μg 碘经肾排出体外。也可以有少量的碘经汗液、唾液、呼气排出体外，但主要是由肾脏排泄。在妊娠期妇女，碘可透过胎盘供给胎儿。在哺乳期妇女，婴儿可由乳汁获得碘
结语	碘是人体合成甲状腺激素必需的重要原料，必须保证供给，如碘缺乏就会影响甲状腺激素的合成而导致疾病

5. 甲状腺激素如何合成和分泌

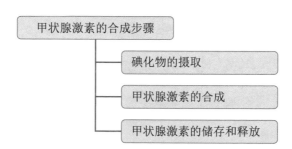

碘化物的摄取	缺碘及促甲状腺激素（TSH）加强甲状腺摄取碘，碘在胃肠道还原成碘化物后被吸收入血，甲状腺通过滤泡细胞基底外侧膜上的钠碘同向转运体（NIS）逆浓度梯度地从血液循环中转运碘化物，使甲状腺中的碘化物浓度远高于血浆浓度，这一过程被称为"聚碘"，被摄取的碘化物与血清蛋白结合，其余碘化物则从尿中排出
甲状腺激素的合成	这一步骤亦即甲状腺球蛋白（Tg）的碘化反应，需在过氧化物酶的催化下进行。现认为，甲状腺球蛋白上的酪氨酸碘化反应在甲状腺滤泡细胞的顶端表面进行。酪氨酸碘化形成的是二碘酪氨酸（DIT）或一碘酪氨酸（MIT），主要与甲状腺球蛋白的主体构象及甲状腺功能状况有关
甲状腺激素的储存和释放	甲状腺激素以胶质的形式储存在滤泡腔中。体内甲状腺激素的储存量极大，而激素转换率仅为 1%。一般情况下，T4 的储存可维持人体正常甲状腺功能状态至少 50 天。在促甲状腺激素刺激下，滤泡细胞通过胞饮作用吞入胶质，形成的吞噬囊泡与细胞内的溶酶体融合，Tg 被水解，释放 T4、T3、MIT、DIT。T4、T3 进入血液循环，MIT、DIT 经脱碘后，产生的碘化物可被再循环利用
结语	合成的甲状腺激素以甲状腺球蛋白的形式储存于甲状腺滤泡腔内，这是内分泌腺中激素储存于分泌激素的细胞外的唯一现象，此可能有利于机体储存更多的甲状腺激素供缺碘时需要

6. 甲状腺激素的种类有哪些

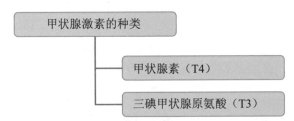

甲状腺素 （四碘甲状腺原氨酸，T4）	甲状腺球蛋白酪氨酸残基上的氢原子可被碘原子取代或碘化，首先生成一碘酪氨酸残基（MIT）和二碘酪氨酸残基（DIT），然后两分子的 DIT 偶联生成四碘甲状腺原氨酸即甲状腺素，每个甲状腺素分子有 4 个碘原子，因此缩写为 T4
三碘甲状腺原氨酸（T3）	一分子的 MIT 与一分子的 DIT 发生偶联，形成三碘甲状腺原氨酸，因其有三个碘原子，因此缩写为 T3
结语	正常人每日分泌的甲状腺激素中，T4 占绝大部分，每日约产生 90μg，而 T3 占的比重很小，每日仅分泌 4.5μg，80%的 T3 是 T4 在外周组织中脱碘转变而来，因此可以把 T4 看作是 T3 的激素源，T4 在肝脏中去掉一个碘原子，转化为 T3 时而发挥活性，具有促进人体各种代谢的作用。甲状腺细胞所分泌的激素，只有 T3 和 T4 具有生物活性，所以临床上常只把 T3 和 T4 合称为甲状腺激素，而未把不具有生物活性的 γT3 包括在内

7. 甲状腺激素的转运

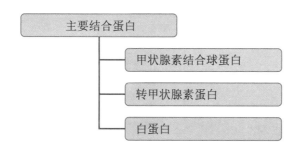

主要结合蛋白
- 甲状腺素结合球蛋白
- 转甲状腺素蛋白
- 白蛋白

甲状腺激素的转运	甲状腺激素不易溶解于水，需通过与血浆蛋白结合而被转运，3 种主要的结合蛋白为：甲状腺素结合球蛋白（TBG）、转甲状腺素蛋白（TTR，亦被称为甲状腺素结合前白蛋白 – TBPA）和白蛋白。血浆结合蛋白可以提高循环血中甲状腺激素的储存，延缓肾脏对激素的清除。虽然 TBG 的血浓度很低，但它对甲状腺激素有很高的亲和力，约 80% 的结合甲状腺素由 TBG 转运。白蛋白的血浓度高，而对甲状腺激素的亲和力低，它可结合 5%～10% 的 T4 和 30% 的 T3。TTR 结合 10%～15% 的 T4。约 99.98% 的 T4 和 99.7% 的 T3 是以蛋白结合形式存在的，而真正具有生物活性的是游离甲状腺激素。只有游离甲状腺激素才能决定机体的代谢状态、参与负反馈调节、经历降解过程
结语	许多遗传性或获得性因素可影响甲状腺激素结合球蛋白，从而影响总 T3 和 T4 水平。如 X – 连锁的 TBG 缺乏、妊娠、服用含雌激素的避孕药等

8. 脱碘酶的种类和作用是什么

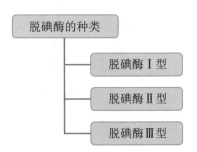

脱碘酶的种类和作用	共有 3 种不同的脱碘酶，Ⅰ型、Ⅱ型（5′-）脱碘酶作用于外环，产生 T3；Ⅰ型、Ⅲ型（5-）脱碘酶作用于内环，使激素失活。这三种脱碘酶的活性催化中心都含有硒代半胱氨酸，在脱碘反应中，硒是碘的接受者。Ⅰ型脱碘酶主要存在于肝脏、肾脏和甲状腺，对 T4 的亲和力较低，容易被丙硫氧嘧啶、碘剂所抑制，Ⅰ型 5′-脱碘酶的生理作用是为外周组织提供足够的 T3，以维持血浆中的 T3 水平；Ⅰ型 5-脱碘酶的作用是将 T4 转化为无活性的 T3（γT3）。Ⅱ型脱碘酶对 T4 的亲和力较高，主要存在于垂体、中枢神经系统、棕色脂肪组织和甲状腺，在血浆甲状腺激素水平低下时，Ⅱ型脱碘酶的激活，可促进 T4 向 T3 转化，提高 T3 的产出，以维持局部组织的 T3 浓度。Ⅱ型脱碘酶对丙硫氧嘧啶不敏感，但可被碘剂所抑制。Ⅲ型脱碘酶将 T4 转化为 γT3，将 T3 灭活为 3，3′-二碘甲状腺原氨酸，该酶存在于胎盘、中枢神经系统
结语	正常情况下，甲状腺分泌的 T4 与 T3 的比值为 20:1，甲状腺是内源性 T4 的唯一来源，甲状腺分泌 T3 的量仅占全部 T3 的 20%，其余 80% 则在外周组织中经脱碘酶的作用由 T4 转化而来，所以 T4 被认为是 T3 的前体

9. 生理状况下和甲亢时甲状腺激素如何代谢

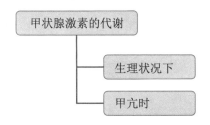

生理状况下甲状腺激素的代谢	甲状腺激素在体内的代谢主要是通过脱碘代谢，其次是经肝代谢。甲状腺分泌的甲状腺激素主要是 T4，有 80% 的 T4 及 T3 经脱碘代谢最终失活。T4 在周围组织中经脱碘酶作用而脱碘降解。在生理状况下，T4 主要通过 I 型脱碘酶产生 T3，而胎儿期这一过程受影响。此时 III 型脱碘酶的活性升高，血清 T3 水平降低，而 II 型脱碘酶的作用保证了脑组织中有足够的 T3 以维持其正常发育。20% 的 T4 与 T3 在肝内失活与葡萄糖醛酸及硫酸结合，然后由胆汁排入肠道，在肠道中结合的 T3、T4 被细菌水解分开，然后以游离形式由粪便排出。一小部分甲状腺激素还可以经肝肾及周围组织代谢，经氧化脱氨脱氢生成四碘甲酰乙酸及三碘甲酰乙酸。如上所述，30%～40% 的 T4 转变为 T3，45% 的 T4 转变为 γT3，20% 的 T4 以游离或结合形式从粪便或尿中排出
甲亢时甲状腺激素的代谢	甲亢时，TSH 或 TSH 刺激性免疫球蛋白刺激 TSHR，促使甲状腺分泌 T3/T4 升高，T3 正向调节编码 I 型脱碘酶的基因，甲状腺内 I 型脱碘酶活性增强促使 T4 向 T3 转化。PTU、普萘洛尔、糖皮质激素、碘剂等通过影响脱碘而抑制外周组织中 T3 的产生。上述药物的联合应用可迅速降低甲亢患者的血浆 T3 水平

10. 甲状腺激素的作用机制是什么

```
┌─────────────────────────┐
│   甲状腺激素作用机制        │
└─────────────────────────┘
         │
         └──┌─────────────────────────────┐
            │ 结合核受体（甲状腺激素受体）      │
            └─────────────────────────────┘
```

甲状腺激素 受体	甲状腺激素通过结合核受体起作用。甲状腺激素受体与病毒癌基因产物 v−erb A 具有细胞同源性，与类固醇激素受体的氨基酸序列极为相似，它是核受体超家族成员之一，甲状腺激素受体与其他核受体超家族成员的结构域组成相同
甲状腺激素的 作用机制	尽管 T4 的生成高于 T3，但由于 T3 对甲状腺激素受体的亲和力比 T4 高 10～15 倍，所以 T3 具有更强的生物活性。在细胞核内，甲状腺激素受体与甲状腺激素应答元件结合的同时，又与其本身或其他核受体结合形成同源二聚体或异源二聚体。在无激素介入的情况下，该二聚体与辅助抑制子结合，从而抑制基因转录。一旦 T3 与甲状腺激素受体结合，辅助抑制子就与甲状腺激素受体分离，这样甲状腺激素受体就能接纳辅助激活子，而后启动靶基因的转录过程

11. 什么是甲状腺激素调节轴

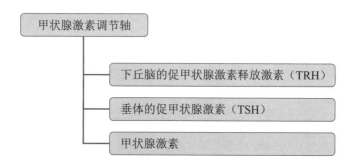

甲状腺激素调节轴	甲状腺激素调节轴是内分泌反馈环路的经典实例：下丘脑的促甲状腺激素释放激素（TRH）刺激垂体产生 TSH，TSH 刺激甲状腺激素的合成和分泌。甲状腺激素通过负反馈，抑制 TRH 和 TSH 的产生，所以 TSH 水平是甲状腺功能敏感而特异的标志。TRH 对 TSH 的合成和分泌起正向调节作用，甲状腺激素水平的降低使基础 TSH 分泌增加，也加强 TRH 对 TSH 的刺激作用；甲状腺激素水平的升高可迅速而直接地抑制基础 TSH 的分泌及 TRH 对 TSH 的刺激，提示甲状腺激素对 TSH 的产生具有反馈作用。像其他垂体激素一样，TSH 的释放也是脉冲式的，有昼夜节律，其释放峰值出现在晚上，但由于 TSH 的半衰期相对较长，其波动幅度不及其他垂体激素大，单次采血即可反映循环中 TSH 水平
结语	由腺垂体促甲状腺细胞分泌的 TSH 对甲状腺激素调节轴的控制起重要作用。TSH 由 α 和 β 亚基组成，与其他糖蛋白激素的 α 亚基相同，β 亚基为 TSH 所特有。TRH 刺激下的 TSH 糖基化程度和性状的改变可影响其生物活性

12. 甲状腺激素分泌是如何被调节的

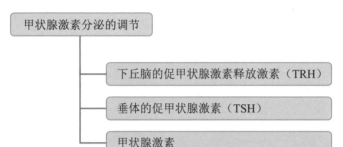

甲状腺激素分泌的调节	正常人的甲状腺每天分泌 80～100μg 甲状腺激素，主要通过下丘脑的促甲状腺激素释放激素、垂体的促甲状腺激素和甲状腺激素之间的正向促进与反馈抑制作用来实现。血中甲状腺激素的水平反映了甲状腺的功能，要使血中 T3、T4 水平在正常范围内并满足外周组织对甲状腺激素的需要，就需要每日分泌恒定量的甲状腺激素，这种恒定的激素分泌就有赖于下丘脑－垂体－甲状腺轴的调控
促甲状腺激素释放激素（TRH）在调节甲状腺激素分泌中的作用	下丘脑对甲状腺功能的调控是通过其分泌的促甲状腺激素释放激素（TRH）来实现的。在下丘脑正中隆起区神经分泌细胞能产生 TRH，其释放后经垂体门脉血流进入垂体前叶，与垂体前叶促甲状腺素细胞膜上受体结合，刺激该细胞合成与分泌促甲状腺激素（TSH）。TRH 最主要生理作用是促进 TSH 的合成与分泌，随着 TRH 的增加，TSH 的合成与分泌也增加，二者呈正相关。TRH 的分泌受反馈机制的调节：血中 T3、T4 对 TRH 的长袢反馈调节；TSH 对 TRH 的短袢反馈调节；TRH 在下丘脑血液中本身对 TRH 的超短袢反馈调节。分泌 TRH 的神经元接受神经系统其他部位的调节，把环境因素与 TRH 神经元联系起来，通过下丘脑－垂体－甲状腺轴间接调节甲状腺功能
垂体促甲状腺激素（TSH）在调节甲状腺激素分泌中的作用	垂体促甲状腺激素是调节甲状腺功能的主要激素，实验表明，去垂体后，甲状腺激素合成与释放均明显减少，腺体也萎缩，只能靠着自身调节维持最低水平的功能，及时补充 TSH，可使甲状腺功能恢复正常。TSH 是由垂体前叶嗜碱细胞中 S－细胞所分泌合成，TSH 由血液运送到甲状腺，与腺泡细胞膜上相应受体结合，刺激甲状腺激素合成和释放。其具体作用如下：加强"碘泵"的功能，使滤泡细胞的摄碘和浓缩碘的能力加强，并促碘活化，酪氨酸的碘化和缩合，使甲状腺激素合成增加。促进滤泡细胞的胞饮作用，从而使甲状腺激素的释放增加。另外 TSH 可促进腺细胞增生，腺体增大，使甲状腺血供增多。TSH 除受下丘脑分泌的 TRH 调控外，还受两种反馈机制的调节：血中 T3、T4 对垂体分泌 TSH 的反馈调节，垂体血液内 TSH 对 TSH 分泌的超短袢调节，还有甲状腺的自身调控

T3、T4 在调节甲状腺激素分泌中的作用	T3 与 T4 在血液中浓度的升降能调节垂体促甲状腺激素细胞的活动，即当血液中 T4 或 T3 浓度增高，T4 或 T3 将与垂体促甲状腺激素细胞核特异性受体结合，影响基因而产生抑制性蛋白，使 TSH 的释放或合成均减少，对 TRH 的反应性因此降低。但是 T4（T3）对垂体的这种反馈抑制与 TRH 的刺激相互影响，对 TSH 的分泌起着决定性作用
其他激素在调节甲状腺激素分泌中的作用	不少激素可以对下丘脑与垂体产生作用，调节甲状腺激素的水平。如雌激素通过加强对垂体刺激作用促进甲状腺激素的合成与分泌，生长激素与肾上腺皮质激素则有相反作用。糖皮质激素抑制下丘脑分泌促甲状腺激素释放激素，从而减少甲状腺激素的合成
结语	甲状腺激素调节轴的任一环节出现障碍都会引起甲状腺激素分泌的改变，对代谢及生长发育造成影响。甲状腺除了受到 TSH 的调节作用外，尚有其自身调节机制

13. 甲状腺自身可以调节激素的合成与分泌吗

```
甲状腺激素的分泌
        └── 甲状腺激素的自身调节
        └── 碘是甲状腺功能的重要调节剂
```

甲状腺的自身调节	除 TSH 对甲状腺的调控外,甲状腺本身还具有调节其机能的内在能力,以适应碘供应的变化,这种调节称为甲状腺的自身调节,这种调控是缓慢调节,其作用是使甲状腺激素保持一定贮存量,不致因碘供应变化而引起激素生成量的急剧波动
甲状腺自身调节机制	①抑制甲状腺激素的合成:碘是甲状腺功能的重要调节剂。缺碘时甲状腺通过优先合成 T3,提高了对碘的有效利用。随着碘摄入的增加,其有机化过程呈现双向反应,即初期增加,以后碘化物的继续升高可暂时抑制甲状腺内碘的有机化,即所谓的 Wolf-Chaikoff 效应。正常甲状腺可通过降低钠碘转运体的表达而脱逸这一抑制反应,并恢复碘的有机化。②抑制甲状腺激素的释放:过多的碘除了抑制 T3、T4 的合成外,还具有短暂迅速抑制甲状腺激素释放的作用,这种作用与 Wolf-Chaikoff 效应不同,它能抑制甲状腺滤泡中贮存的甲状腺激素的分泌,这是由于过量的碘化物抑制谷胱甘肽还原酶,含有 T3、T4 的甲状腺球蛋白的水解受抑制而不能释放 T3、T4,使血中甲状腺激素水平明显下降。③对 TSH 敏感性的调节:甲状腺可按自身含碘量的多少调节其对 TSH 的敏感性。甲状腺含碘少时,对 TSH 的敏感性增加,反之亦然。④甲状腺自身对合成 T3、T4 比例的调节:当食物中碘供应缺乏时,甲状腺合成 T3 增多,这是甲状腺自身调节的一种代偿机制。因为合成 T3 所需的碘比 T4 少,而且 T3 的生理活性是 T4 的 3~4 倍,所以甲状腺经济而有效的利用进入机体有限的碘,合成较多的 T3,使甲状腺的功能尽量维持在正常状态
结语	在少数人中,如果长期大量摄入碘化物,则可产生甲状腺肿和甲减,同时妊娠期对胎儿甲状腺亦有影响

14. 甲状腺激素的其他调节因素有哪些

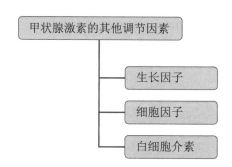

甲状腺激素的其他调节因素	许多生长因子，尤其是在甲状腺局部产生的，影响甲状腺激素的合成，其中包括胰岛素样生长因子-1（IGF-1）、表皮生长因子（EGF）、转化生长因子-β（TGF-β）、内皮素和不同的细胞因子
结语	某些细胞因子、白细胞介素与自身免疫性甲状腺疾病的细胞生长有关，而另一些与细胞凋亡有关

15. 激素对甲状腺功能有何影响

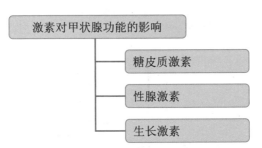

糖皮质激素对甲状腺功能的影响	药理剂量的糖皮质激素可以降低正常人、甲亢及用 L−T4 维持的甲减患者的血清 T3 水平，同时伴随 γT3 的升高，提示糖皮质激素可增加Ⅲ型脱碘酶的活性。TBG 和 TTR 的降低对总甲状腺激素水平有影响
性腺激素对甲状腺功能的影响	雌激素使绝经妇女的 TSH 上升 15%～20%，使总 T4 升高，而游离 T4 无变化。雌激素还使原发性甲减患者对 L−T4 的需求增加。服用雄激素的妇女，其 TBG 和 T4 的转化降低，也使原发性甲减患者对 L−T4 的需求降低
生长激素对甲状腺功能的影响	对于正常者或服用 L−T4 的患者，生长激素可升高游离 T3、降低游离 T4 的水平，提示生长激素可抑制Ⅲ型脱碘酶的活性，或加强 T4 向 T3 转化。因此生长激素可以使患者对 L−T4 的需求减少
结语	原发性肾上腺功能不全可能伴有 T4 降低、TSH 升高，提示同时存在原发性甲减。针对肾上腺皮质功能不全的治疗，会导致甲状腺功能异常，这是由于糖皮质激素缺乏，而非原发性甲状腺疾病所致。自身免疫性肾上腺皮质功能减退的患者，其原发性甲减的发生率也上升

16. 妊娠期甲状腺功能有何生理变化

妊娠期甲状腺功能的生理变化

正常妊娠过程甲状腺功能的变化

Graves病妇女孕期甲状腺功能变化

妊娠期甲状腺功能变化	正常妊娠过程中，甲状腺功能通过一系列机制而发生变化。孕期第一阶段，TBG 的增高使总 T3、T4 水平升高，达非妊娠时的 2 倍。妊娠 10～12 周时，hCG 达到一定的浓度，使得 TSHR 被激活，游离 T3 和 T4 轻度升高，使得 TSH 降低。所以妊娠期间，TSH 和 hCG 呈相对变化，即所谓的"镜像曲线"，妊娠 20 周时，游离 T3 和 T4 有所恢复
Graves 病妇女孕期甲状腺功能变化	妊娠对免疫系统产生许多影响，尤其是对 Graves 病在内的自身免疫性甲状腺疾病的患者。一般情况下，Graves 病妇女的甲状腺刺激作用在孕早期增强，孕中、晚期逐渐下降，产后的数月又有加重
结语	母体血容量的增加，胎盘中的Ⅲ型脱碘酶对 T4、T3 的灭活，使母体对 T4 的需求增加，T4 的合成需要碘的不断摄入，但孕期母体肾小球滤过率升高加大了肾脏对碘化物的排泄，而孕期第二、三阶段胎儿所需要的碘亦由母体提供，所以孕期碘的摄入量较非孕期有所增加，碘的相对不足，将导致甲状腺肿。对于原发性甲减的妊娠妇女，L－T4 的剂量需增加约 50%

17. 不同年龄段甲状腺功能有何变化

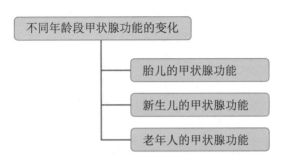

胎儿的甲状腺功能	胎儿甲状腺发挥功能起始于妊娠第一阶段末，之后胎儿体内的 TBG 和总 T3、T4 持续升高。整个孕期，胎儿血清 TSH 水平高于母体血液循环，也高于甲状腺功能正常的成年人，提示在胎儿发育阶段下丘脑–垂体对 T4 有所抵抗。相对于游离 T4 而言，胎儿的 T3 水平较低，这是由于胎儿组织，尤其是肝脏中Ⅲ型脱碘酶高的缘故
新生儿的甲状腺功能	新生儿血清 TSH 水平在出生后 30 分钟迅速升高达峰值，但在 48 小时内回落，这一波动是对出生后环境温度降低的反应。血清 T3、T4 和 Tg 浓度在出生后数小时迅速升高，这是 TSH 的作用，但 T3 浓度的升高主要是因为Ⅰ型或Ⅱ型脱碘酶使甲状腺外的 T4 向 T3 转化增强，肾上腺素能刺激棕色脂肪组织中的Ⅱ型脱碘酶也对 T3 的升高起作用。由于 T4 的升高，血清 γT3 浓度在出生后 24 小时中升高，但在第 5 天降至正常。第 10 天左右，血清 T3、T4 浓度稍有降低，但仍超过正常成人水平。出生第 1 年里，T3 轻度升高，以后逐渐降至正常。早产儿的下丘脑–垂体–甲状腺轴不成熟，T3、T4 和 TSH 呈现低水平。早产儿出生后也有 TSH 的上行波动，但相对于足月儿来说，TSH 还是减低的。此外，如果早产儿伴有诸如呼吸窘迫综合征、营养不良等并发症时，血清 T3、T4，尤其是 T3 可降至低水平，这是疾病引起的 TBG 合成降低、甲状腺不成熟以及下丘脑–垂体受抑制等综合作用的结果。甲状腺激素的产生速率在新生儿、儿童较成人为高，对于新生儿，每天 L–T4 的需求量是 10μg/kg，而成人则降至 1.6μg/kg
老年人的甲状腺功能	老年人的游离 T4 在正常范围，但 TSH 稍低于年轻人，T3 水平下降，尤其是 100 岁以上的老人。在 80 岁、90 岁年龄段的人群中 T3/T4 趋于降低，每日分泌的 TSH 也降低。尽管这些变化与伴发疾病的患者相类似，但其 γT3 浓度并不高，血清 T3 浓度的降低是病理还是生理因素所致，现在尚不清楚。80 多岁的甲减患者对甲状腺激素的需求量下降约 20%

18. 甲状腺激素有何生理功能

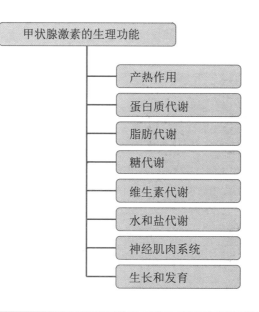

产热作用	甲状腺激素促进氧的消耗，增加产热作用。甲亢患者多怕热，甲减时耗氧率减少，患者怕冷。甲状腺激素的产热作用，可能由于激素首先诱导细胞膜上的 Na^+-K^+泵（Na^+-K^+-ATP 酶）的合成，线粒体的能量代谢活动增强，氧化磷酸化作用增强，于是，氧耗量和产热量增加。甲状腺激素产热的生理意义是：一是使人体能量代谢维持在一定水平；二是调节人体的体温恒定
蛋白质代谢	甲状腺激素的基本作用是诱导新的蛋白质，包括特殊酶的合成。甲状腺激素对蛋白质代谢的影响视体内甲状腺激素的多少而定。生理剂量的甲状腺激素促进蛋白质的合成，使机体的蛋白质增加，表现为正氮平衡；当体内甲状腺激素过多时，促进蛋白质的分解，肌肉蛋白分解增强，肌肉消瘦、无力，呈负氮平衡。甲状腺激素也是胎儿和产后高级神经及全身组织生长发育所必需，儿童期缺乏时，生长发育停顿，智力显著减退，但过量时，由于过多蛋白质分解也可抑制生长
脂肪代谢	甲状腺激素促进脂肪合成和降解，以降解较明显。甲状腺激素促进胆固醇浓度降低，甲减时血胆固醇常增高，主要由于胆固醇分解减慢。对甘油三酯和磷脂代谢的影响也基本相同。甲状腺激素还可通过增强腺苷环化酶 cAMP 系统的影响和组织对儿茶酚胺、生长素等脂肪动员激素的作用而促进脂肪分解

糖代谢	甲状腺激素可自多方面影响糖代谢，主要通过调节其他激素，特别是儿茶酚胺和胰岛素对糖原的作用。小剂量激素增加糖原合成，大剂量则促进糖原分解。甲状腺激素尚可促进葡萄糖及半乳糖在肠道吸收，故口服葡萄糖后常出现高血糖，提示过多甲状腺激素可诱发或加重糖尿病
维生素代谢	甲状腺激素过多或过少都对维生素的代谢产生不利的影响。当甲状腺激素过多时，对水溶性及脂溶性维生素的需要量增加，所以组织中维生素 B_1（硫胺）、维生素 B_2（核黄素）、维生素 B_{12} 和维生素 C 的含量均减少，维生素转化为辅酶的能力减弱。脂溶性维生素 A、维生素 D、维生素 E 在组织中的含量也减少。甲亢时某些维生素转变成辅酶时受阻，而且辅酶的消耗也增加。甲状腺功能减退（简称"甲减"）时，体内胡萝卜素合成维生素 A 下降，而在组织中积聚，形成皮肤特殊黄色，但巩膜不黄
水和盐代谢	甲状腺激素促进肾小球的过滤，使水和钠经肾排泄，故具有利尿作用。在甲减伴黏液性水肿时，细胞间液增多，白微血管漏出的白蛋白和黏蛋白的含量也增多，补充甲状腺激素后可纠正。甲状腺激素尚可兴奋破骨细胞和成骨细胞，导致骨质脱钙，尿钙、磷排泄增多，血浓度则一般正常或稍高，血碱性磷酸酶可增高
神经肌肉系统	甲状腺激素对大脑的发育和功能活动有密切的关系，过多和过少均可引起精神神经症状，脑电图出现异常。甲状腺激素缺乏如发生在妊娠早期，胎儿脑部生长成熟受影响，其功能损害常不可逆转，有聋哑、痴呆等神经精神症状；如发生在妊娠晚期，则出生后治疗越早，智力改善的可能性越大。甲状腺激素过多时，肌肉神经应激性增高，震颤，尚可由于 ATP 及磷酸肌酸形成减少，肌酸呈负平衡等各种原因发生肌肉病变。甲减时，全身肌肉体积增大，但收缩缓慢
结语	甲状腺激素除对脑和肌肉的发育有重要作用外，对全身的生长和发育、组织的成熟以及多数的维生素和激素的转换均有明显影响。对细胞的部分作用主要通过线粒体水平，影响氧化代谢或通过细胞膜和内质网影响 $Ca^{2+}-ATP$ 酶的活性

19. 甲状腺激素对代谢有何作用

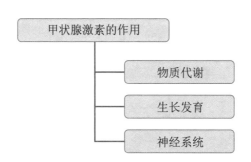

甲状腺激素对代谢的作用	甲状腺激素促进氧的消耗，增加产热作用。自多方面影响糖代谢，使糖代谢速率加快，糖的吸收、利用，糖原的合成与分解均加速，亦加速外周组织对糖的利用；促进脂肪合成和降解，以降解较明显；促进胆固醇浓度降低，对甘油三酯和磷脂代谢的影响也基本相同；生理量的甲状腺激素增加蛋白质合成，机体呈正氮平衡，有利钠排水作用，为维持维生素的正常代谢所必需
甲状腺激素对生长发育的作用	甲状腺激素能促进生长发育，促进组织形态分化和生长激素的分泌。其主要影响脑与长骨的生长发育。脑的发育依赖于碘的充足供应和正常的 T3 浓度，且 T3 是神经细胞分化、增殖、移行、神经树突和轴突、神经鞘膜等发育和生长的必需激素之一。神经细胞和胶质细胞的生长、神经系统功能的发生与成熟、脑流量的正常供应、骨的生长发育均有赖于正常的甲状腺激素水平。在人体的生长发育过程中，甲状腺激素与生长激素起协同作用，并促进生长激素的合成和分泌
甲状腺激素对神经系统的作用	甲状腺激素对成熟的神经系统的影响主要表现为中枢神经系统的兴奋作用，对神经细胞前体细胞的分化、增殖、凋亡和重建等均有调节作用，具有 β 肾上腺素样作用，使肾上腺受体表达增加，这种作用在甲状腺激素过多时表现的较突出
结语	甲状腺激素对糖、脂肪、蛋白质、矿物质、水与电解质、维生素等的代谢及机体的生长和发育均有影响，在人体中发挥极为重要的作用

20. 病理情况下甲状腺激素对物质代谢的作用如何

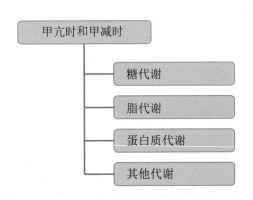

糖代谢	大剂量甲状腺激素促进肠道对葡萄糖的吸收，促进肝糖原的异生和分解；甲状腺激素抗胰岛素作用，而且促进胰岛素的降解，综上可升高血糖，产生"特殊类型糖尿病"。另一方面，甲状腺激素亦加速外周组织对葡萄糖的利用。因此多数轻型甲亢患者的血糖或葡萄糖耐量试验可维持在正常范围内，而重症患者可出现高血糖症或糖耐量减低
脂代谢	甲亢患者的血总胆固醇降低，反之，甲减时则升高
蛋白质代谢	在病理情况下，甲状腺激素过多对蛋白质代谢的影响与其生理作用有质的差异，过多的甲状腺激素使蛋白质分解明显增强，肌肉消瘦、无力，并可导致甲亢性肌病、甲亢性蛋白质营养不良综合征等。而甲状腺激素缺乏时，蛋白质合成亦减少，细胞间黏蛋白增多
对其他代谢的影响	甲亢患者的尿肌酸排泄量常明显增多，伴尿肌酐排泄量减少。甲亢可引起钙磷代谢紊乱，呈负钙、负氮、负磷及负镁平衡，尿钙、氮、磷、镁排泄量增多，但血浓度一般正常。甲亢时，机体对维生素 A、B_1、B_2、B_6、B_{12}、C、烟酰胺等需要量均增加，如补充不足，可导致维生素缺乏症。甲减时水钠潴留，组织间隙中含大量黏蛋白，具亲水性，黏蛋白大量积聚于皮下，吸附水分和盐类，出现特征性的黏液性水肿。甲减时，烟酸吸收和利用障碍，可出现烟酸缺乏症。由于胡萝卜素转化为维生素 A 和视黄醇受阻，血清胡萝卜素增高，皮肤可呈蜡黄色，多见于皮脂腺较丰富的部位
结语	甲状腺激素对糖、脂肪、蛋白质、矿物质、水与电解质、维生素等的代谢及机体的生长和发育均有影响，在人体中发挥极为重要的作用

21. 甲状腺激素对肾上腺及胰岛有何作用

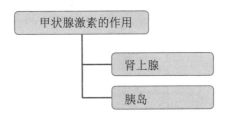

甲状腺激素对肾上腺的作用	甲状腺激素对肾上腺有重要影响，用甲状腺粉喂饲的动物，可见其肾上腺显著肥大，重量增加，肾上腺皮质束状带和网状带增生；而切除动物的甲状腺，可导致其肾上腺皮质萎缩。这主要是由于甲状腺激素能使皮质类固醇激素的清除率增加，要保持血皮质醇浓度在正常范围，肾上腺皮质就需补偿性分泌增加，以保持血中皮质醇的浓度不变。所以甲亢患者皮质醇降解加速，尿 17-羟皮质类固醇和 17-酮皮质类固醇排泄量增加，血中 ACTH 分泌代偿性增加，致使肾上腺皮质功能增强，分泌皮质类固醇激素补偿性增加，使血皮质醇浓度在正常范围内。甲状腺激素能作用于肾上腺髓质，使儿茶酚胺分泌增加，并加强儿茶酚胺的外周作用
甲状腺激素对胰岛的作用	甲状腺激素对维持胰岛正常分泌胰岛素的功能具有一定的作用，呈慢性和"双相性"，即甲状腺激素缺乏时，胰岛素的分泌减少，而补充正常生理剂量的甲状腺激素时，胰岛素的分泌也恢复正常，而给予大剂量的甲状腺激素时又使胰岛分泌的胰岛素减少，所以甲亢时，过多的甲状腺激素长期作用于胰岛，使其功能受损，分泌胰岛素减少，而且胰岛素的降解加快，故有甲亢的糖尿病病人常需增加胰岛素的用量

22. 甲状腺疾病如何分类

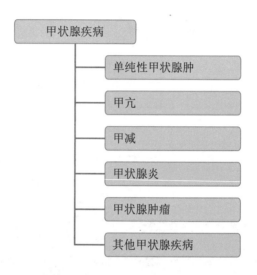

单纯性甲状腺肿	①地方性；②散发性
甲亢	①Graves 病；②结节性毒症，单个或多个结节；③垂体 TSH 分泌肿瘤；④异位 TSH 综合征；⑤碘源性甲亢；⑥甲状腺炎伴甲亢；⑦甲状腺瘤和癌伴甲亢；⑧药源性；⑨卵巢甲状腺肿等
甲减	①呆小病；②幼年甲减及幼年黏液性水肿；③成年甲减及黏液性水肿
甲状腺炎	①急性；②亚急性；③慢性（包括自身免疫性及侵袭性纤维性）；④其他如放射性、创伤等
甲状腺肿瘤	①肿瘤；②腺癌（包括乳突状、滤泡状、未分化及髓样癌）
其他甲状腺疾病	①甲状腺异位（如在胸内）；②甲状腺舌管囊肿及其先天性异常；③无甲状腺
结语	甲状腺疾病尚无统一的分类标准，通常将其分为六类。随着对分子机制、免疫机制在疾病发生过程中的作用以及疾病的临床转归的认识，将来会修订统一的甲状腺疾病分类标准

23. 什么是甲亢

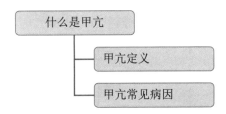

甲亢定义	甲状腺功能亢进症的简称，指甲状腺呈现高功能状态的一组疾病，其共同特征为甲状腺激素分泌增加而导致的高代谢和基础代谢增加以及交感神经系统的兴奋性增加，病因不同有不同的临床表现
与甲状腺毒症的区别	甲状腺毒症系指组织暴露于过量的甲状腺激素而引起的特殊的代谢变化和组织功能的病理生理改变。临床上应注意与甲亢相区别。甲亢则指甲状腺组织产生和释放激素过多，而甲状腺毒症更强调其产生的后果，如摄入过量的外源性甲状腺激素可以导致甲状腺毒症，但甲状腺功能无亢进
甲亢的共同特征	高代谢和基础代谢增加，交感神经系统的兴奋性增加
甲亢病因	分为 6 类，包括甲状腺性甲亢、垂体性甲亢、伴肿瘤性甲亢、卵巢甲状腺肿伴甲亢、甲状腺炎性甲亢、药源性甲亢，其中自身免疫性疾病中的 Graves 病，即毒性弥漫性甲状腺肿最常见
结语	不同原因引起的甲亢预后不同，大多可针对病因进行治疗从而改善病情，不能一概而论是否为终身疾病

24. 根据甲状腺毒症病因如何分类

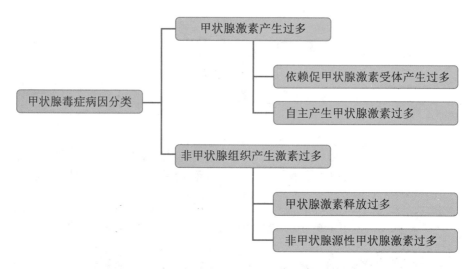

依赖促甲状腺激素受体产生过多甲状腺激素	包括毒性弥漫性甲状腺肿，即 Graves 病，垂体性甲亢、异位 TSH 综合征，还包括绒毛膜癌、葡萄胎产生过量的 hCG，可作用于促甲状腺激素受体，引起甲亢
自主产生甲状腺激素过多	包括自主性高功能甲状腺结节或腺瘤、多结节性甲状腺肿伴甲亢、碘源性甲亢以及甲状腺滤泡样或乳头样癌
甲状腺激素释放过多	包括慢性淋巴细胞性甲状腺炎（又称桥本甲状腺炎）和亚急性甲状腺炎，这两种病在早期阶段可表现为甲状腺毒症
非甲状腺源性的甲状腺激素过多	包括摄入过多甲状腺激素引起的外源性甲状腺毒症、卵巢甲状腺肿、转移的甲状腺滤泡样或乳头样癌

25. 甲亢时各系统有何症状表现

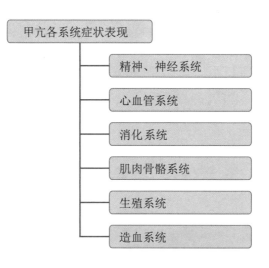

精神、神经系统	神经过敏，多言多动，紧张多虑，焦躁易怒，不安失眠，思想不集中，记忆力减退，有时有幻觉，甚至表现为亚躁狂症或精神分裂症。偶表现为寡言抑郁，神情淡漠。也可有手、眼睑、舌细微震颤等。腱反射活跃，反射时间缩短
心血管系统	由于代谢亢进，使心率增快，常系窦性，一般心率为每分钟 100～120 次，静息或睡眠时心率仍快，为本病特征之一；心血搏出量增多，血循环加快，心尖区第一心音亢进，可闻及收缩期杂音；由于本病心搏出量和每分钟输出量增加，舒张压稍低或正常，脉压加大，多数患者述说心悸、胸闷、气促，活动后加重，可出现各种期前收缩及房颤等。重症者常有心律不齐、心脏扩大、心力衰竭等严重表现
消化系统	食欲亢进，伴轻度腹泻，通常不伴有痉挛性腹痛，食物消化也无明显障碍，但体重明显减轻。一般大便呈糊状，含较多不消化食物，有时伴有脂肪消化吸收不良呈脂肪痢。由于营养吸收障碍与激素的直接作用，肝脏可稍大，肝功能可能不正常，少数可有黄疸及维生素 B 族缺乏的症状
肌肉骨骼系统	多数患者有肌无力及肌肉萎缩。慢性肌病主要是近端肌群无力和萎缩，男性患者可伴周期性瘫痪。在骨骼系统的表现基本上是两个方面：一为骨质疏松，一为肢端病

生殖系统	女性常有月经减少，周期延长，甚至闭经，但部分患者仍能妊娠、发育。男性有勃起功能障碍，偶有男子乳房发育等
造血系统	由于消耗增加、营养不良和铁的利用障碍，患者可有轻度贫血。周围血液中白细胞总数偏低，淋巴细胞和单核细胞增多，血小板生存期也较短，有时可出现紫癜。老人及小儿表现常不典型
结语	甲亢由于甲状腺激素分泌过多，作用于全身各个脏器，因而全身各系统都可出现相应症状

26. 甲亢患者为什么多食善饥

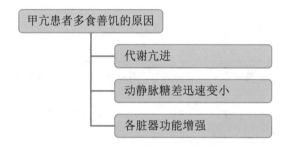

代谢亢进	大多数甲亢患者有多食善饥，患者每餐主食的量增加，而且每日需4~6餐，患者吃的明显增多，但体重下降，日渐消瘦。这是由于甲亢时，甲状腺激素分泌增多，促进糖、蛋白质、脂肪及其他物质代谢，使其加速分解与氧化，从而产生大量的无用的热量，而且需将这些热量散发出去，因此造成糖、蛋白质、脂肪的过度消耗，但组织细胞本身仍处在饥饿状态，故出现多食。长时间如此，必然出现多食善饥而消瘦的临床表现
动静脉糖差迅速变小	饥饿感与动静脉中血糖浓度差有关。动静脉血糖差增大，无饥饿感，而动静脉血糖差减少，就会刺激摄食中枢，产生饥饿感。甲亢患者进食后，因甲状腺激素促进肠道对葡萄糖吸收的作用，而出现餐后高血糖，血糖高峰比正常人出现的早而高，但同时因脂肪和肌肉组织增加对葡萄糖的摄取，增加周围组织对糖的利用，超过正常人，故又迅速使血糖下降，血糖水平下降到正常的速度比正常人快，使动静脉血中糖的浓度差迅速变小，刺激摄食中枢而产生饥饿感
各脏器功能增强	甲状腺激素不仅促进代谢，而且还促进各脏器的活动使其增强，胃肠道蠕动增快，胃排空时间明显缩短，胃处于空虚状态，刺激胃壁感受器，经内脏神经传到摄食中枢，引起饥饿感

27. 甲亢性多食有何特点

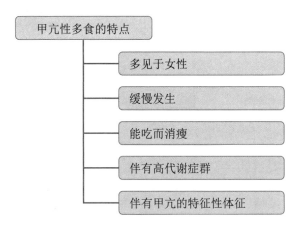

甲亢性多食的 特点	甲亢、糖尿病等疾病都可引起多食，但甲亢的多食有其特点：①甲亢的多食多见于女性，男女之比为 1:（4～6），年龄以 20～40 岁为最多。②甲亢的多食是缓慢发生的，病人常在不知不觉中发生，最初常不引起病人的重视，当出现明显的消瘦或出现其他症状时，才认识到多食可能与甲亢有关。③甲亢时，食欲亢进伴有体重明显下降是甲亢多食的特点，即能吃而消瘦。④多食常伴有高代谢症群，神经兴奋性增高心血管方面的异常。⑤多食伴有甲状腺肿大、血管杂音及突眼等甲亢的特征性体征

28. 甲亢患者为什么有多汗症状

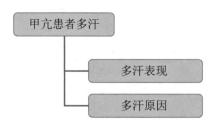

甲亢患者 多汗表现	多汗是甲亢的特征之一，绝大多数甲亢患者都有这一特点。甲亢患者常诉说，怕热且多汗，别人不出汗，即使在休息时也较别人汗多。检查时可发现有皮肤潮湿，腋下、手掌心潮湿。甲亢患者由于怕热，衣服常穿的很少，即使在寒冷季节也较正常人穿得少。除多汗外，皮肤温度也略高于正常，平均高 1℃左右，而且皮肤温度的升高与基础代谢率的升高相平行
甲亢患者 多汗原因	多汗是由于体内甲状腺激素过多的缘故，而且甲亢病情严重时，多汗也更明显。由于体内甲状腺激素水平升高，因此使糖、蛋白质、脂肪等营养物质分解加速，出现代谢亢进。其结果是产热显著增加，同时机体为保持体温的正常，机体进行体温的调节，必须把多余的热量散发出去，因此甲亢时散热也增加。机体为散发多余的热量，调节血流向，故出现血流动力学的改变，增加心输出量，而且周围血流量增加，把多余的热量带到体表，通过皮肤的排汗而把热量散发出去，故出现多汗

29. 甲亢时为什么会出现精神异常

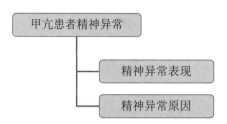

甲亢患者精神异常的表现	绝大多数甲亢患者在早期或病程中都会出现一些精神异常，尤其患者性格方面的改变更为明显，患者变得急躁易激动，自控力差。此外还可出现精神过敏，情绪不稳定，思想不集中，多语多动，精神紧张，焦虑等精神异常。未合理治疗及病程较长的甲亢患者精神症状严重，情感障碍明显，可出现幻觉、幻听、妄想、精神分裂症，甚至亚躁狂状。当甲亢危象时，可出现严重的精神错乱或谵妄等急性精神病态
甲亢患者精神异常的原因	上述精神异常之所以发生，与甲亢时甲状腺激素水平过高有关。甲状腺激素与神经系统的生长、发育及功能状态有十分密切的关系，当甲状腺激素过多时，神经系统兴奋性增高，机体氧化加速，代谢亢进。此外过多的甲状腺激素，可使机体对肾上腺素和儿茶酚胺的敏感性增强，促进儿茶酚胺敏感的腺苷酸环化酶的合成，促进 ATP 产生增高，因此影响脑功能。中枢神经系统的兴奋性增高可能与激素使电解质分配的改变有关。动物实验证明甲状腺激素能增加脑的兴奋并能和儿茶酚胺协同作用，加强了对神经系统的兴奋和刺激作用。由于上述原因，使得甲亢患者的神经系统处于高度的异常兴奋状态，从而导致了临床上精神异常的症状，但这些症状可随甲亢的好转而逐渐自愈

30. 甲亢患者为什么有心悸的感觉

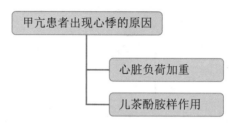

心悸定义	大多数甲亢患者诉说有心悸症状。心悸是人们主观上对心脏跳动的一种不适感，其发生原因主要是心搏过强或心动过速，部分患者可能来自心律不齐或心力衰竭。心悸是甲亢患者普遍存在的症状。患者常把此症状描述为心悸、心慌、心跳等。多数患者的心率在每分钟 100～120 次，严重者可达每分钟 120～140 次，发生危象时心率更快，甲亢性心悸的特点是睡眠时心率仍快
甲亢患者出现心悸的原因	①甲亢时，血液循环中甲状腺激素过多，导致机体代谢亢进，产热与散热均明显过多，从而加重心脏的负荷，导致心动过速。②甲状腺激素与心脏的直接作用类似儿茶酚胺的作用，而且甲状腺激素能增加心肌对儿茶酚胺的敏感性，使心肌收缩力增强，传导加速，而致心悸
结语	对于仅有心率快、搏动增强而无其他甲亢临床表现者，应测定血清 T3、T4 及甲状腺摄碘率，以尽快明确诊断

31. 甲亢性高血压的病因和特点有哪些

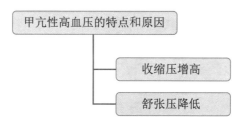

甲亢引起收缩压增高的原因	过量甲状腺激素可直接增强心肌的收缩力，也可通过增加心肌对儿茶酚胺的敏感性而间接增强心肌收缩力，心肌收缩力增强使心排血量增加，导致心脏收缩期大动脉压力即收缩压增加
甲亢引起舒张压降低的原因	甲亢时，代谢亢进，外周组织耗氧量增加致使血管扩张、阻力下降，导致心脏舒张期大动脉压力即舒张压下降
结语	脉压增大是甲亢性高血压的特点，而原发性高血压则一般无脉压增大，如确诊为甲亢的患者发生明显的舒张压升高，则提示合并有原发性高血压或其他继发性高血压

32. 甲亢患者消化系统症状有哪些

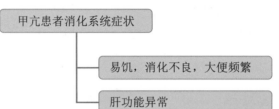

甲亢患者易腹泻的原因	过量的甲状腺激素可加速人体的新陈代谢致患者出现进食多而易饥,加之甲状腺激素过多分泌兴奋胃肠平滑肌使蠕动增快,且甲亢患者各段结肠低、高频段的肠电活动量均较健康人明显降低,提示结肠平滑肌张力减低,腔内压减低,可致内容物向肛移动阻力减小,起挤压搅拌作用的局限性运动减弱,与大便不成形、腹泻关系密切
甲亢导致肝损害病理机制	主要是免疫损害,肝细胞的破坏和自身免疫性微胆管炎等造成淤胆,表现为转氨酶和胆红素升高
结语	甲亢引起的轻度腹泻比较常见,甲亢导致肝损害时,可以不用抗甲状腺药物,因为其也可造成肝损害,此时首选糖皮质激素,在肝功能正常后可小剂量使用抗甲状腺药物

33. 甲亢患者血液系统异常的表现有哪些

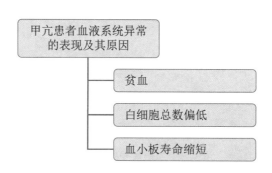

甲亢患者贫血的原因	甲亢导致的贫血多为轻度，有以下几种原因：①代谢亢进，蛋白质、维生素消耗过多致营养不良；②甲亢时，由于迷走神经活动减弱或交感神经活动增强，引起胃粘膜病变，导致胃酸不足，影响铁的吸收，使造血原料——铁缺乏，或因某些未明原因造成铁利用障碍，导致贫血；③患甲亢时，由于代谢增快，需要量大于摄入量，患者维生素 B_{12}、叶酸偏低导致造血原料缺乏，也可引起贫血
甲亢患者白细胞减少可能原因	可以是大量甲状腺激素抑制骨髓正常的造血功能，导致白细胞减少，也可以是甲亢患者体内产生了针对白细胞的抗体，导致对白细胞的破坏增多，或者是大量甲状腺激素导致白细胞分布异常所致
甲亢患者血小板寿命缩短原因	可因甲亢患者代谢旺盛，能量消耗过多，导致铁、维生素、叶酸等营养物不足，进而影响巨核细胞生成障碍而致血小板减少；亦可因过多的甲状腺激素损伤干细胞，影响巨核细胞或血小板的生成；亦可能是促血小板生成因子调节障碍所致。另外甲状腺激素能增强网状内皮系统的吞噬功能，使血小板的半衰期缩短，免疫因素或脾亢进可使血小板破坏过多
结语	甲亢引起的贫血及白细胞减少程度较轻，一般随着甲亢病情的控制而恢复正常。临床上血小板减少性紫癜可与甲亢同时发生在同一患者身上，其血小板减少会进一步加重，且对皮质激素治疗反应差，所以当给血小板减少症患者行皮质激素治疗无反应时，应做甲状腺功能检测，以免延误诊断与治疗。若因治疗甲亢造成的药物性血小板减少，则应调整药物，以免加重病情，造成不应有的后果

34. 甲亢性内分泌系统症状有哪些

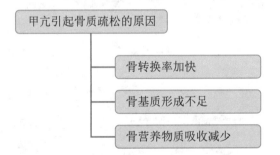

甲亢性内分泌系统症状	甲亢时常影响垂体–肾上腺功能。早期因应激反应，血中促肾上腺皮质激素、皮质醇、尿 17–羟皮质类固醇升高，继之受 T3、T4 抑制而 17–羟、17–酮类固醇均下降，皮质醇半衰期缩短。此外，过多的甲状腺激素刺激儿茶酚胺受体，使病人呈现交感神经及肾上腺髓质兴奋征象

35. 甲亢引起骨质疏松的原因是什么

甲亢引起骨质疏松的原因
- 骨转换率加快
- 骨基质形成不足
- 骨营养物质吸收减少

甲亢引起骨质疏松的原因	甲状腺分泌的甲状腺激素主要与生长激素等协同作用以促进骨的发育和成熟，并能使成骨细胞和破骨细胞的活性均增加，从而使骨转换率加快。甲亢患者全身的新陈代谢加快，尤以分解代谢明显，由于体内蛋白质大量分解，造成了骨基质形成不足。甲亢又能使骨转换率明显加快，骨钙大量释放入血，同时尿钙、尿磷的排泄增加，这样在体内出现了负钙平衡。大量的甲状腺激素分泌还可增加肠蠕动，同时可明显降低活性维生素 D 的水平，这样使胃肠道对钙、磷及各种骨营养物质吸收减少，导致发生骨质疏松症
结语	对于年纪较轻的中青年甲亢患者，如果病情不重，病程不长，很少合并骨质疏松症。老年人尤其是老年女性甲亢患者，由于绝经后雌激素分泌低下，骨密度明显降低，再加上甲亢的骨矿质代谢障碍，会大大加速骨质疏松症的发生与发展。另外老年甲亢患者病情较重及病史较长，治疗效果较差，也是引起骨质疏松症的危险因素

36. 甲亢对生殖系统有何影响及原因是什么

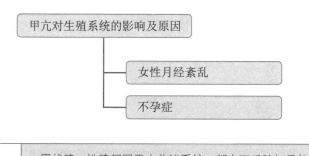

甲亢引起月经 紊乱的原因	甲状腺、性腺都属于内分泌系统，都在下丘脑与垂体的调解下发挥正常功能，如果甲亢，也可影响到其他内分泌腺体的功能，影响到男性睾丸及女性卵巢等性腺的正常功能。甲状腺激素、性激素与中枢神经系统关系密切，甲亢患者可表现中枢神经系统的兴奋现象，而情绪精神的变化，也会影响中枢神经系统的正常功能，影响性激素方面的变化，造成月经方面的改变
甲亢与不孕症	甲亢患者容易患不孕症，女性严重患者可有月经周期缩短或延长，月经量一般都减少，最终导致闭经，受孕机会减少，怀孕后易造成流产。男性患者往往有生精功能障碍，对男女性欲影响不定，有的可减退，有的可亢进。甲亢对生殖功能影响的机制还不清楚，已知本病患者精神常处于紧张状态，情绪波动较大，患者的肾上腺皮质常有增生现象，38%合并有糖尿病，全部患者均有不同程度的维生素 A、B 族的缺乏。这些因素都可以导致生育能力的下降，但是当甲亢得到积极治疗和有效控制后是可以恢复其生殖功能，并孕育出健康宝宝的
结语	甲亢患者如出现月经不调，首先要请专科医生诊治，弄清甲亢与月经紊乱的先后关系，排除甲亢以外的各种疾病；其次，应该积极治疗甲亢，只要甲亢得到有效控制，甲亢引起的月经紊乱就可以消除，生殖功能可得到恢复

37. 甲亢时皮肤及附件有何改变

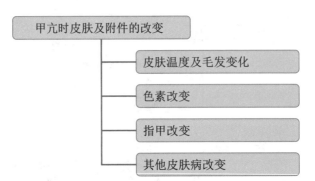

皮肤温度及毛发变化	甲亢时，由于甲状腺激素分泌过多，代谢亢进，产热显著增加，为保持正常而恒定的体温，外周血管扩张以利于散热，所以皮肤毛细血管扩张，占循环总量6%的血液经过皮肤，经皮肤散热显著增加，因此甲亢患者的皮肤是温暖而潮湿的，这点与神经官能症不同，后者手心可以是凉而潮湿的。甲状腺功能正常是毛发健康发育所必需的，甲亢时，由于甲状腺激素分泌过多，故毛发的生长受到抑制，故可以出现脱发、秃斑等，甚至个别患者可出现全身毛发的脱落，未脱落的毛发变细、变软、变脆，也易于脱落，但经治疗后脱发情况可好转，有新发生长
色素改变	甲亢时，由于代谢亢进，皮质醇的半衰期缩短，代谢加速，可出现代偿性 ACTH 分泌增多，所以有的甲亢患者外露部位有皮肤色素沉着，但口腔黏膜、乳晕及外阴部无色素增加，此点与原发性慢性肾上腺皮质功能减退不同。与色素沉着增加相反，有的患者可发生白癜风，多呈片状，常见于手掌、足底、前胸及背部等，其发病也与自身免疫因素有关
指甲改变	部分甲亢患者可出现指（趾）甲的改变，表现为出现纵横行纹理，失去正常凸度而呈凹形，指甲远端向上翘起，呈杓状，指甲与甲床呈不规则分类，此外指甲变脆变薄
其他皮肤病改变	除上述改变外，少数甲亢患者亦可出现皮肤瘙痒症状、黄色瘤、毛细血管扩张、蜘蛛痣等皮肤病改变

38. 什么是自身免疫性甲状腺疾病

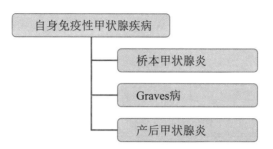

自身免疫性甲状腺疾病定义	临床上常见的一种器官特异性自身免疫性疾病，其发病受遗传背景、免疫系统和环境条件等多种因素的影响。主要包括桥本甲状腺炎、Graves 病和产后甲状腺炎。这些患者的血循环中大多有抗甲状腺抗体的存在，如甲状腺球蛋白抗体（TgAb）、甲状腺过氧化物酶抗体（TPOAb）、TSH 受体抗体（TRAb）等
结语	自身免疫性甲状腺疾病是导致甲亢的一种常见的病因，其中以Graves 病最为常见，其经过抗甲状腺药物治疗、手术或放射性碘治疗后均能得到有效控制，达到持久性缓解或者临床治愈

39. 什么是 Graves 病

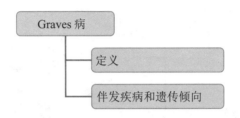

Graves 病定义	毒性弥漫性甲状腺肿，又称为 Basedow 病或 Parry 病，由 Parry 于 1825 年首次报告，Robert Graves 和 von Basedow 分别于 1835 年和 1840 年详细报告。临床表现为累及包括甲状腺在内的多系统的综合征群，包括高代谢综合征、弥漫性甲状腺肿、突眼征、特征性皮损和甲状腺肢端病。由于多数患者同时有高代谢综合征和甲状腺肿大，故称为毒性弥漫性甲状腺肿
伴发疾病和遗传倾向	该病属自身免疫性甲状腺疾病，按照对自身免疫病的器官特异性和器官非特异性的分类，本病属于器官特异性自身免疫病，它可与 1 型糖尿病、慢性特发性肾上腺皮质功能减退症、恶性贫血、萎缩性胃炎、特发性血小板减少性紫癜等器官特异性自身免疫病伴发，也可与系统性红斑狼疮、类风湿性关节炎、重症肌无力等非器官特异性自身免疫病伴发。该病有显著的遗传倾向，目前发现它与 HLA 类型有关：白种人与 HLA－B8 和 HLA－DR3 相关；黑种人与 HLA－B17 相关；中国人与 HLA－Bw46、HLA－B5 相关
结语	Graves 病的体液免疫研究较深入，细胞免疫研究近年来发展较快，下面将对 Graves 病的发病机制详细阐述

40. Graves 病的发病机制如何

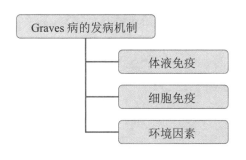

| Graves 病的病因和发病机制 | 患者的 B 淋巴细胞产生抗体，其中一些可以与甲状腺滤泡细胞上的促甲状腺激素受体结合并使其受体活化，刺激甲状腺的增长并产生过多的甲状腺激素。此时，甲状腺滤泡细胞的 TSH 受体为抗体结合的位点，抗体与其结合后，能模拟 TSH 的功能，刺激甲状腺产生过多的甲状腺激素，这些促甲状腺激素受体抗体（TRAb）又称为甲状腺刺激免疫球蛋白（TSD）。还有一些 TRAb 存在于 Graves 病和桥本氏病患者的血清中，可以使甲状腺增大但无促进甲状腺激素产生的作用。还有一些抗体称为 TSH 受体阻断抗体（TSHRBAb）或甲状腺刺激阻断抗体（TSBAb），该抗体不能活化腺苷酸环化酶，可阻止 TSH 或 TSAb 与 TSH 受体的结合，使甲状腺萎缩，抑制甲状腺功能。产生 TRAb 的机制尚未完全阐明。目前认为有易感基因（特异 HLA Ⅱ 类抗原基因）人群的甲状腺细胞，在受到一些触发因子（如碘摄入过量、病毒或耶尔辛肠炎菌等感染、糖皮质激素治疗的撤药或应激、分娩、精神压力、锂盐和干扰素 γ 应用等）的刺激下，甲状腺细胞表面特异的 HLA Ⅱ 类分子递呈 TSH 受体片段给 T 淋巴细胞，促进 B 淋巴细胞在免疫耐受缺陷时形成 TRAb |
| Graves 病突眼的机制 | Graves 病突眼的机制也未完全阐明。一般认为患者血中针对甲状腺滤泡细胞抗原的 T 细胞，可识别包括球后组织在内的共同抗原决定簇；球后成纤维细胞作为免疫效应细胞或靶细胞，在 T 细胞和细胞因子的刺激下，合成葡萄糖胺聚糖，产生突眼。同时，细胞因子刺激的结缔组织的增生也起重要作用，球后组织尚可有成纤维细胞和脂肪细胞的增生。引起突眼的特异抗体，可见于 20%～40% 的 Graves 病患者中 |

结语	Graves 病的细胞免疫研究近年来进展很快。辅助性 T 细胞（Th）根据其分泌细胞因子的不同，分为 I 型辅助性 T 细胞（Th1）和 II 型辅助性 T 细胞（Th2），Th1 导致细胞免疫反应，Th2 导致体液免疫反应。一种观点认为 Graves 病是 Th2 型疾病，即由抗体介导的免疫反应致病；但是来自 Graves 眼病眶后组织的 T 细胞却主要产生白介素 - 2（IL-2）、干扰素 γ（IFN-γ）和肿瘤标志物 α（TNF-α），属于 Th1 型疾病，即由细胞免疫损伤致病

41. Graves 病的病理解剖如何

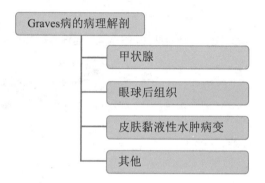

甲状腺	弥漫性肿大，血管丰富、扩张，腺滤泡上皮细胞增生，呈柱状，滤泡细胞壁皱折增加呈乳头状突起伸向滤泡腔，高尔基体肥大，附近有许多囊泡，内质网增大增粗，核糖体丰富，线粒体数目增多。甲状腺组织中有弥漫性淋巴细胞浸润，甚至出现淋巴细胞生发中心。这些淋巴细胞的构成特点是以 T 细胞为主，伴少数的 B 细胞和浆细胞
眼球后组织	组织增生，常有脂肪浸润、眼外肌水肿增粗、肌纤维变性、纤维组织增多，黏多糖沉积与透明质酸增多沉积，淋巴细胞及浆细胞浸润
皮肤黏液性水肿病变	皮肤光镜下可见黏蛋白样透明质酸沉积，伴多数带有颗粒的肥大细胞、吞噬细胞和成纤维细胞浸润；电镜下见大量微管形成伴糖蛋白及酸性糖胺聚糖沉积
其他	骨骼肌、心肌可有类似上述眼肌的改变，但较轻。久病者肝内可有脂肪浸润、灶状或弥漫性坏死、萎缩，门脉周围纤维化，乃全肝硬化。少数病例可有骨质疏松。颈部、支气管及纵隔淋巴结增大较常见，尚有脾大等

42. 什么是垂体性甲亢

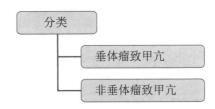

垂体性甲亢	简单说是促甲状腺激素分泌过多引起的甲亢，临床较少见，多数为垂体瘤所引起，少数由下丘脑－垂体功能紊乱所致
垂体性甲亢的临床特点	由于该种类型的甲亢是由高分泌 TSH 所致，所以不属于自身免疫性疾病，所以无突眼，无胫前黏液水肿，血清中也无 TSH 受体抗体（TRAb）。该种类型的甲亢，其发病无性别差异，一旦发生，甲亢的病情常不太严重，为轻或中度，甲亢的症状轻而不典型。甲状腺肿大的程度不一。如有垂体肿瘤，病人可有蝶鞍扩大和视野缺损等垂体占位性病变的表现。实验室检查垂体肿瘤患者，血清 TSH 升高，同时 TSH 游离 α 亚单位升高，TSH 的 β 亚单位不能检出，TRH 兴奋试验和 T3 抑制试验对 TSH 及 TSH 的 α 亚单位分泌无影响，说明肿瘤分泌 TSH 为自主性。非垂体肿瘤，常为下丘脑－垂体－甲状腺轴功能紊乱，表现为 TSH 升高，TSH 的 α 亚单位正常，TSH 的 β 亚单位能检出，TRH 兴奋试验时 TSH 和 TSH 的亚单位均升高。高 TSH 时，如伴有生长激素及泌乳素分泌过多，可产生肢端肥大症及闭经泌乳综合征。血清检查可见 T3、T4、TSH 均升高，TRAb、TSAb 均阴性
结语	对垂体性甲亢也应首先抗甲状腺治疗，以控制甲亢病情。对垂体瘤所致的甲亢可试用溴隐亭治疗，对抑制 TSH 的分泌，缓解甲亢有一定的疗效。也可采用垂体放疗或手术切除肿瘤

43. 什么是甲状腺炎

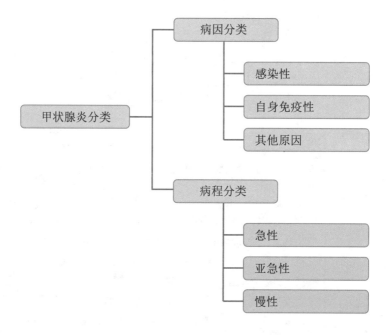

甲状腺炎 按病因分类	分为感染性、自身免疫性及其他如放射治疗或结节病引起的甲状腺炎
甲状腺炎 按病程分类	按病程分为急性（化脓性）、亚急性疼痛性、亚急性无痛性（淋巴细胞性或寂静性）、慢性自身免疫性（桥本）甲状腺炎、慢性侵袭性纤维性甲状腺炎
结语	产后甲状腺炎是亚急性无痛性甲状腺炎的一种类型，也有人将产后甲状腺炎归入慢性自身免疫性甲状腺炎中

44. 什么是亚急性甲状腺炎

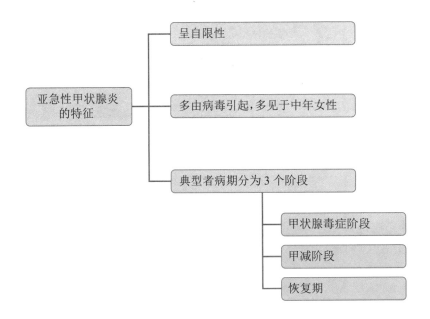

亚急性甲状腺炎定义	又叫肉芽肿性甲状腺炎、巨细胞性甲状腺炎、亚急性疼痛性甲状腺炎、病毒性甲状腺炎、de Quervain 甲状腺炎、假结核性甲状腺炎、匐行性甲状腺炎等，本病呈自限性，是最常见的甲状腺疼痛疾病，以短暂疼痛的破坏性甲状腺组织损伤伴全身炎症反应为特征。占就诊甲状腺疾病的 3%～5%，好发年龄为 30～50 岁，女性发病率比男性高 3 倍以上
亚急性甲状腺炎发病特征	本病病因不明，一般认为本病起因为病毒感染，多数患者于上呼吸道感染后发病。发病时，患者血清某些病毒抗体滴度升高，包括柯萨奇病毒、腺病毒、流感病毒、腮腺炎病毒等。多见于中年女性，发病有季节性，夏季为发病高峰，常在病毒感染后 1～3 周发病，起病时患者常有上呼吸道感染的前驱症状，如肌肉疼痛、疲劳、咽痛等，体温不同程度升高。甲状腺区特征性疼痛逐渐或突然发生，程度不等，在吞咽、转颈时可加重。甲状腺弥漫性轻中度肿大，常不对称，多数伴结节，质地较硬，触痛明显。疲劳、食欲缺乏、肌痛、关节痛是常见的伴随症状，有轻到中度发热
结语	亚急性甲状腺炎典型者病期可分为 3 个阶段：甲状腺毒症阶段、甲减阶段、恢复期。由于本病为自限性疾病，故治疗上以对症治疗为主

45. 什么是亚急性无痛性甲状腺炎

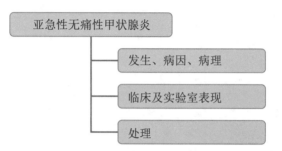

亚急性无痛性甲状腺炎发生、病因及病理	亚急性无痛性甲状腺炎伴短暂甲亢，又名亚急性淋巴细胞性甲状腺炎、寂静性甲状腺炎。疾病特点是甲状腺毒症为自限性，组织学表现为淋巴细胞浸润，但有别于桥本甲状腺炎。在普通人群中亚急性无痛性甲状腺炎可产后发生，也可散发起病。80%的散发病例出现于30～40岁的妇女。本病大多因自身免疫引起，与病毒感染无关，也不同于桥本甲状腺炎，它是一种自限性的过程，淋巴细胞浸润程度较低，不伴生发中心的形成
亚急性无痛性甲状腺炎的临床及实验室表现	典型症状包括突然出现甲状腺毒症，如神经过敏、怕热、心动过速、体重减轻。约半数患者出现甲状腺轻度肿大、质地稍硬、无疼痛。有些因初发的甲状腺毒症不明显，而以甲减为临床表现。产后甲状腺炎通常发生于产后3～6个月，可能是由于妊娠时受免疫抑制、产后自身免疫再度活跃所致。表现为短暂甲状腺毒症后的甲减。甲减持续 1～9个月，多数患者自发缓解。初期的甲状腺毒症可持续1～4个月，T4和T3水平升高，由于滤泡破坏、甲状腺激素释放，使T4相对更高。甲状腺抗体，尤其是抗过氧化物酶抗体通常为阳性。血沉正常或仅轻度升高，摄碘率受抑制。不存在突眼、胫前黏液性水肿等Graves病的特征，甲状腺刺激免疫球蛋白水平正常。甲状腺活组织检查显示丰富的淋巴细胞浸润，但这不是常规诊断所必需
亚急性无痛性甲状腺炎的处理	一般予以对症治疗，普萘洛尔用于减轻甲状腺毒症。不需要常规使用糖皮质激素。持续甲减时用甲状腺激素替代，多数患者甲状腺功能可以恢复正常，甲状腺激素剂量需做调整直至停用。在抗过氧化物酶抗体持续阳性的患者中，甲状腺肿大及持续甲减的发生率上升，同样产后甲状腺炎也易于复发。抗过氧化物酶抗体阳性的患者在产后2、4、6、12个月需复查甲状腺功能

46. 什么是桥本甲亢

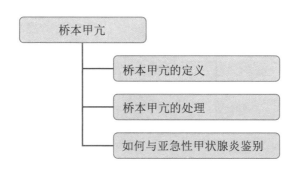

桥本甲亢	桥本病，即慢性淋巴细胞性甲状腺炎，又称桥本甲状腺炎，是一组器官特异性的自身免疫性疾病，其共同的病理特征是甲状腺组织内淋巴细胞浸润、滤泡细胞萎缩或增生、纤维化等。临床上有甲亢表现，桥本病与 Graves 病并存，甲状腺同时有桥本病及 Graves 病两种组织学改变，临床可见到典型甲亢表现和实验室检查结果。其原因可能与自身免疫性甲状腺炎使甲状腺被破坏，甲状腺激素的释放增多有关，也可因存在甲状腺刺激抗体，刺激尚未受到自身免疫炎症破坏的腺体组织，使甲状腺激素增加。甲亢表现可轻可重，持续时间长短不一。由于甲状腺不断被破坏，或由于 TSH 阻断性抗体的影响，最终甲状腺功能是减低的
桥本甲状腺炎的分类	其分类标准尚未统一，目前常用的分类如下：①甲状腺肿大型甲状腺炎，即经典的桥本甲状腺炎；②萎缩性甲状腺炎；③无痛性甲状腺炎；④产后甲状腺炎；⑤青少年甲状腺炎；⑥局灶性甲状腺炎。以上各个类型中以甲状腺肿大型甲状腺炎与萎缩性甲状腺炎最为重要
桥本甲亢的处理	对于病情较重的患者，应当进行特殊治疗，除了选用普萘洛尔外，还可选用抗甲状腺药物治疗，但所用的抗甲状腺药物的剂量相对较少，总用药持续的时间较一般甲亢患者为短，还要密切监察血液中甲状腺激素水平变化，及时加用甲状腺激素，以防出现药物引起的甲减，但手术及同位素治疗不宜，因容易发生永久性甲减
结语	亚急性甲状腺炎也可伴有甲亢，大约 60% 的亚急性甲状腺炎在疾病的早期可以出现甲亢表现。但这种甲亢只存在较短时间，是由于患病后，甲状腺的结构发生破坏，使甲状腺激素短期内大量释放到血液中而发病。等到甲状腺激素逐渐被代谢、排泄，血中甲状腺激素水平降到正常，甲亢表现自然好转。通常甲亢症状明显，可选用盐酸普萘洛尔（心得安）等药物来对抗甲状腺激素的作用，达到缓解甲亢症状的目的

47. 甲状腺癌能引起甲亢吗

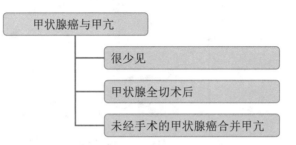

甲状腺癌与甲亢	由于大多数甲状腺癌的功能低于正常的甲状腺组织，所以甲状腺癌很少引起甲亢，但临床也可见到个别病例，由甲状腺癌引起甲亢。甲状腺癌引起甲亢多见于甲状腺全切术后，由于是甲状腺全切，所以术后没有甲状腺去与残留的癌组织及转移病灶竞争对碘的摄取，而且甲状腺全切后，血中 TSH 水平增高，也刺激癌组织增加对碘的摄取，故甲状腺激素的合成与分泌增加，而导致甲亢。临床上亦偶见未经手术的甲状腺癌合并甲亢的病例，这主要是甲状腺癌的体积增大，分泌甲状腺激素总量过多所致

48. 什么是异源性甲亢

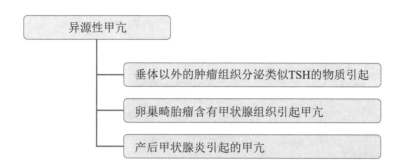

异源性甲亢 定义	包括三类：在妇产科疾病例如子宫或绒毛膜上皮癌、葡萄胎等垂体以外的肿瘤组织，分泌一种作用类似 TSH 的物质，可引起甲亢，非常少见；由卵巢甲状腺肿引起的卵巢畸胎瘤含有甲状腺组织，可引起甲亢，甚少见；由产后甲状腺炎引起的甲亢等
异源性 TSH 综合征	男性患者较多见，发病年龄多在 50 岁以上，原发肿瘤多为滋养层，如睾丸畸胎瘤、葡萄胎、绒毛膜癌等，也可见于非滋养层来源的肿瘤，如胃肠癌、肠癌、胰腺癌、乳腺癌、泌尿生殖道癌、间皮瘤或间皮癌、支气管类癌和支气管肺癌等，偶见于卵巢畸胎瘤、皮样囊肿
异源性甲亢 综合征的特点	异源性甲亢较少见，临床上遇到年龄超过 50 岁的男性患者，以乏力、无力型甲亢为主要表现，无明显高代谢综合征，不伴甲状腺肿大、突眼及眼征，应警惕是否为肿瘤所致异源性 TSH 综合征。实验室检查：血清 T3、T4 升高，但 T3/T4 比值较低，TRH 兴奋试验无反应或不及正常人
异源性甲亢的 处理	垂体瘤和葡萄胎均可以用手术的方法治疗，绒毛膜癌可以通过化疗进行治疗，如患者伴持续的甲亢可以应用抗甲状腺药物治疗。卵巢畸胎瘤所致的异位甲状腺激素产生过多常可造成轻度的甲亢，做放射性碘全身显像可见碘在卵巢部位有浓聚，手术切除可以治愈
结语	这一类型的甲亢的治疗，主要是去除原发性病因（肿瘤），甲亢即随之治愈

49. 卵巢畸胎瘤能引起甲亢吗

```
┌─────────────────────┐
│     卵巢畸胎瘤       │
└─────────────────────┘
          │
          │    ┌─────────────────────────┐
          ├────│   卵巢甲状腺肿的定义     │
          │    └─────────────────────────┘
          │
          │    ┌─────────────────────────┐
          └────│ 卵巢甲状腺肿引起甲亢的特点│
               └─────────────────────────┘
```

卵巢甲状腺肿及引起的甲亢的定义	约 1/3 的卵巢畸胎瘤含有甲状腺组织但一般无临床意义，也不能引起甲亢。但是当卵巢畸胎瘤以甲状腺组织为主，或全部为甲状腺组织时，就称为卵巢甲状腺肿，少数卵巢甲状腺肿可引起甲亢。所以说，某些卵巢畸胎瘤能引起甲亢，但极少见。卵巢甲状腺肿大多为单侧，而且多为良性，仅 1/10 为恶性，少数卵巢甲状腺肿可引起甲亢，当一甲亢患者有腹水和胸水又可能触及卵巢肿块时，提示为卵巢甲状腺肿引起的甲亢。这一类型的甲亢是由颈部甲状腺肿和卵巢甲状腺肿共同造成的，只有当卵巢甲状腺肿中有自主性功能的腺瘤时，才考虑是单独由卵巢甲状腺肿所致的甲亢
卵巢甲状腺肿引起的甲亢的特点	这种类型的甲亢在临床上有甲亢的表现，有甲状腺肿大，多数为结节性肿大，一般不伴有突眼，但患者常常有腹水或胸水，可触及卵巢肿块，实验室检查：血清 T3、T4 可升高。骨盆的放射性碘扫描或卵巢的放射性碘摄取率测定，可确立诊断。该种甲亢的治疗是手术切除卵巢肿瘤，才能使甲亢痊愈

50. 什么是异位甲状腺

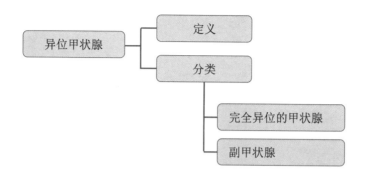

异位甲状腺	正常甲状腺胚胎发育第 4 周，原始甲状腺胚基自舌根部下降，第 7 周时到达正常位置形成甲状腺峡部及侧叶，若甲状腺下降过程异常，停留或迷走到其他位置，则为异位甲状腺。好发部位以舌根部最多见，其次见于舌内、舌下、舌骨下、气管、食管、纵隔，偶见于软腭、鼻窦、鼻腔、头部、卵巢等处。多见于女性，男女比例约为 1:4.5
异位甲状腺的两种类型	按正常解剖部位是否有甲状腺组织来分，异位甲状腺可分为两种类型：①完全异位的甲状腺，即正常部位无甲状腺，异位的甲状腺是唯一有功能的组织，称为迷走甲状腺，占 75%，可伴有先天性甲减，一旦误切将影响身体及智力发育，对儿童及青少年的影响尤其严重，且需终身服用甲状腺素片；②正常部位仍存有甲状腺者，该异位的甲状腺称为副甲状腺，出现临床症状或良恶性病变时可完全切除，一般不影响甲状腺的功能
结语	异位甲状腺是一种少见的先天性疾病，治疗上应根据其类型制定治疗方案

51. 什么是医源性甲亢

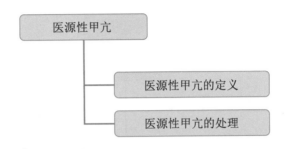

医源性甲亢定义及临床表现	由于医疗需要摄入了过多的甲状腺激素制剂而引起的甲亢。如甲状腺手术后的甲状腺激素替代治疗，甲减患者的补充治疗，或患者本人为了某种目的或需要，如减肥，服用了甲状腺激素制剂。当使用剂量过大时，血中的甲状腺激素水平超出正常范围，出现了和甲亢相同的临床表现，如体重减轻，心慌，出汗，怕热，手抖以及食欲的改变，消瘦及排便次数增加等，患者也可有非浸润性突眼的眼征，如向下看时上睑不能相应下降，后出现露白现象，辐辏不良等。但一般无甲状腺的肿大，也无甲状腺的血管杂音及震颤
医源性甲亢实验室检查	甲状腺功能方面的检查，无甲亢的证据，患者血清虽有 T3、T4 的增高但甲状腺摄碘率明显减低而且给予 TSH 后可增高，此点与真正的甲亢不同，真正的甲亢甲状腺摄碘率升高并常有摄碘高峰前移，而且不受 TSH 的调节，此外血清甲状腺球蛋白在 Graves 患者常增高，而医源性甲亢者甲状腺球蛋白浓度降低。通过上述的实验室检查可证明甲亢的症状不是甲状腺功能增强所致，而是由外源性甲状腺激素制剂所致
结语	由于医疗需要摄入了过多甲状腺激素制剂出现甲亢的临床表现，如遇有这种情况发生，需要在医生的指导下适当调整用药剂量

52. 什么是甲状腺功能正常性病变综合征

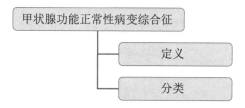

甲状腺功能正常性病变综合征定义	机体在严重疾病、创伤或应激时,甲状腺激素在末梢的转运和代谢、TSH 分泌的调节以及有时甲状腺功能会发生改变。这些改变单独或共同作用,可导致甲状腺激素血浓度的改变,但并非甲状腺本身病变所致,故称之为甲状腺功能正常性病变综合征(SES)
甲状腺功能正常性病变综合征分类	根据总的或游离的甲状腺激素血浓度的不同改变,又可分为 SES 的不同变异型。包括:①正常 T4、低 T3 变异型:由于末梢 5′-单脱碘酶作用受抑制,T3 产量减少。在某些疾病尤其在中等严重程度者,总 T4 浓度仍处正常水平,而 T3 已见下降,且总 T3 血浓度的下降程度与疾病的严重度有关。由于蛋白结合强度的降低对 T4 的影响甚于 T3,故 FT4 的比例增加,FT4 血浓度和 FT4 指数常增加。由于 5′-单脱碘酶作用受抑制,血浆 γT3 的清除减少,γT3 血浓度增高。TSH 血浓度及其对 TRH 的反应一般是正常的。由于 T4 和 TSH 血浓度正常,T3 血浓度对诊断甲减并无价值,因此此种 SES 变异型能与内源性甲状腺疾病相区别。②低 T4、低 T3 变异型:在病情更为严重的患者中,T3 产率以及 TT3 和 FT3 血浓度进一步降低,部分由于蛋白质与激素结合的降低更严重,T4 血浓度可降低至甲减水平;部分则由于病情严重时 TSH 分泌减少所致,以灵敏的 TSH 测定法可发现 TSH 血浓度低于正常,对 TRH 的反应迟钝。这类 SES 变异型有 TT4、FT4 和 TSH 血浓度的降低,提示垂体性甲减,可能由于白介素-1 和肿瘤坏死因子等细胞因子作用于垂体所致。由于 T4 减少,γT3 产率降低,但因疾病严重时其降解减弱,γT3 血浓度结果是高的,这对鉴别 SES 和垂体性甲减是非常有价值的。基础病好转后,TSH 水平可升高,甚而一时性高于正常,直至 T4 和 T3 血浓度恢复正常。③高 T4 变异型:系一少见的类型,约占 1%。患者在疾病的急性期时,TT4 和 FT4 血浓度增高,以后恢复正常。此种类型在老年女性较常见,大多有服用含碘药物病史,常误诊为"T4 毒症",即在真性甲亢基础上发生某疾病,以致 T4 血浓度增高,而 T3 则正常。SES 时,甲状腺激素的结合发生异常改变。有多种因素与 T4 和少量 T3 的结合降低有关。在慢性病患者中,血清 TBG 的含量低于正常,但甲状腺激素与蛋白质结合的降低主要是由于激素结合的抑制物所致,其性质不明,可能是一种或多种的脂肪酸,也可减少 T4 转化为 T3
结语	SES 的重要性在于甲状腺激素血浓度的改变易与甲状腺或垂体本身病变相混淆,应注意鉴别。SES 时的 T4 和 T3 降低,并不能从应用甲状腺激素治疗中得到裨益。至于综合征的发生对机体是有益还是有害,尚需进一步研究

53. 什么是 T3 型甲亢

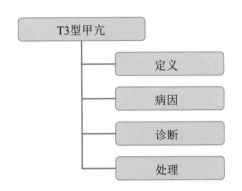

T3 型甲亢的 定义	三碘甲状腺原氨酸型甲亢简称 T3 型甲亢，是指在 TBG 不存在减少情况下，血清 T4 正常或降低，而血清 T3 增高的一种甲状腺毒症。此种情况可见于 Graves 病、多结节性甲状腺肿伴甲亢或自主性高功能甲状腺腺瘤。本病多见于缺碘地区。凡具有甲状腺毒症之临床表现，而其血清 T4 和 FT4 正常或降低，RAIU 正常或增高的病人均应怀疑本病。T3 型甲亢约占甲亢患者的 12%，此可能因腺体为代偿性碘供应较少而较多合成含碘较少的 T3。在甲亢的初发期、抗甲状腺制剂治疗中以及治疗后的复发期似更多见
T3 型甲亢的 病因	发生 T3 型甲亢的主要原因是功能增强的甲状腺组织以分泌 T3 为主，故使血清中的 T3 明显增高，而 T4 水平正常。T3 型甲亢的发病率，国外报告占甲亢总数的 4%，而国内报告约 7%。T3 型甲亢常见于：①多结节性甲状腺肿伴甲亢或自主性高功能甲状腺腺瘤病人。②缺碘地区年龄较大的甲亢病人。③甲亢的早期。④甲亢治疗缓解后又复发的早期。⑤甲亢病人经抗甲状腺药物治疗后，有时 T4 可先下降而 T3 仍高，而误诊为 T3 型甲亢。⑥TBG 减少症合并甲亢时，可 T4 正常而 T3 升高。目前认为 T3 型甲亢不是一种独立的疾病，可能是甲亢发病过程中的某一个阶段，所以甲亢的早期和复发的早期表现为 T3 升高，随着病情的发展，最后 T3、T4 均升高，但也有一直 T3 升高者。正确认识 T3 型甲亢，无疑对甲亢早期、甲亢复发早期、甲亢治疗后期及预后的估计等，有重要的临床意义
T3 型甲亢的 诊断	本病诊断依据：①有甲亢的症状和体征，但 T3 型甲亢一般病情较轻，所以症状可不典型。②血清 TT4 和 FT4 均正常。③甲状腺摄碘率正常或增高，不能为外源性 T3 所抑制，TRH 兴奋试验 TSH 不升高，呈现不能兴奋。④血清 TT3、FT3 增高。⑤血清 TBG 含量正常，血清 TRAb 呈阳性
T3 型甲亢的 处理	本病治疗与通常型甲亢相同，但应注意此类患者的甲状腺毒症的症状常不能完全消失，停用抗甲状腺制剂治疗易复发

54. 什么是 T4 型甲亢

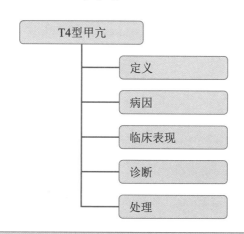

T4 型甲亢的定义	多数甲亢病人，虽然血清 T3 和 T4 均增高，但血清 T3 浓度的增高程度要甚于血清 T4，此提示甲亢时甲状腺释放较多 T3 及末梢组织将 T4 转化为 T3 增加。而 T4 型甲亢是指血清 T4 有较明显增高、血清 T3 大致正常为特点的一种甲状腺毒症，主要见于既往过多暴露于碘的老年患者或老年病患者，故长期住院者多见，过多的碘摄入使腺体过多合成 T4。若无过量碘摄入史可查，多提示外周组织 T4 转化为 T3 受抑制
T4 型甲亢的病因	产生 T4 型甲亢的原因尚未完全阐明，但与下列因素有关：①某种因素，如自身免疫、应激、糖皮质激素等作用，使 T4 在外周组织中代谢异常，T4 转化为 T3 减少而 γT3 增多。②供碘增多，使甲状腺合成 T4 增多，T4/T3 比值增大。③甲状腺分泌 T3 减少
T4 型甲亢的临床表现	T4 型甲亢的临床表现同普通甲亢，可发生于 Graves 病、结节性甲状腺肿伴甲亢等。但 T4 型甲亢也有自己的特点，如多见于 40 岁以上人群，一般情况较差，常伴有严重并发症或用过量糖皮质激素治疗或手术治疗后或用过 β 受体阻断剂或用胺碘酮或大量碘制剂等，上述情况使甲状腺分泌过多的 T4 或周围组织中 T4 转化为 T3 减少而 γT3 增多。随着上述病因的消除，血清 γT3 水平可下降，而 T3 水平上升至甲亢范围。T4 型甲亢的实验室检查除了 T4 升高 T3 正常或偏低外，甲状腺摄碘率也可正常，但 TRH 兴奋试验呈不能兴奋，TRAb、TSI 可呈阳性
T4 型甲亢的诊断	①要有甲亢的症状及体征。②血清 TT4 及 FT4 升高，而 TT3、FT3 正常，γT3 增高。③甲状腺摄碘率可正常。④TRH 兴奋试验不能兴奋
T4 型甲亢的处理	T4 型甲亢治疗除同通常型甲亢外，宜适当减少机体碘摄入量

导致甲亢的元凶

55. 甲亢的发生因素和诱发因素有哪些

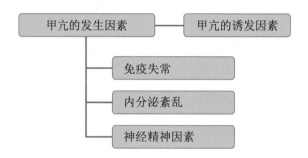

甲亢的 发生因素	甲亢的病因主要是免疫失常、内分泌紊乱和神经精神因素，其中以自身免疫性因素最重要
甲亢的 诱发因素	包括：①精神刺激：如精神紧张、忧虑等；②感染：如感冒、扁桃体炎、肺炎等；③外伤：如车祸、创伤等；④过度疲劳：如过度劳累等；⑤怀孕：怀孕早期可能诱发或加重甲亢；⑥碘摄入过多：如大量吃海带等海产品；⑦某些药物：如胺碘酮等
结语	虽然甲亢的诱发主要与自身免疫、遗传因素有关，但是否发病却与环境因素有密切关系。因此，部分甲亢患者的发病有可能在避免诱发因素的条件下得到预防

56. 甲亢发生的免疫因素和机制是什么

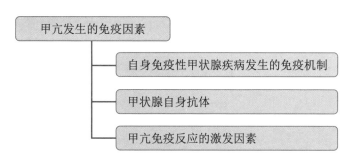

自身免疫性甲状腺疾病发生的免疫机制	自身免疫性甲状腺疾病就是由于免疫监视发生障碍，将甲状腺视为异己部分，B 淋巴细胞产生多种针对甲状腺组织的抗体，这类抗体称为甲状腺自身抗体，包括破坏性抗体和刺激性抗体
甲状腺自身抗体	包括甲状腺微粒体抗体（TMAb）、甲状腺球蛋白抗体（TgAb）、促甲状腺激素受体抗体（TRAb）和甲状腺激素抗体（TAb）。其中甲状腺微粒体抗体中有一种叫作抗甲状腺过氧化物酶抗体（TPOAb），其在自身免疫性甲状腺疾病中，水平升高，是对甲状腺细胞主要的破坏性抗体。促甲状腺激素受体抗体又称甲状腺刺激抗体（TSAb）或甲状腺刺激免疫球蛋白（TSI），是在毒性弥漫性甲状腺肿自身免疫过程中产生的，可以刺激甲状腺产生甲状腺激素；测定 TRAb 有利于对弥漫性甲状腺肿发病机制的研究，对鉴别各种类型的甲亢具有很高的价值。弥漫性甲状腺肿伴甲亢主要有刺激性抗体，如长效甲状腺刺激素（LATS）、促甲状腺激素受体抗体（TRAb）等。这类抗体可以刺激甲状腺合成甲状腺激素，并使甲状腺细胞增生肥大，因而出现甲状腺激素过多的临床甲亢症状及甲状腺肿大
甲亢免疫反应的激发因素	包括妊娠，碘化物过多，锂盐治疗，病毒或细菌感染，皮质类固醇激素的药物减量过程等
结语	甲亢的诱发主要与自身免疫因素有关，但内分泌紊乱、神经精神因素作用也很重要

57. 甲亢发生的内分泌紊乱因素有哪些

```
甲亢发生的内分泌紊乱因素
        ├── 甲亢发生与雌雄激素紊乱
        └── 甲亢与碘摄入
```

甲亢发生与雌雄激素紊乱	甲亢的发生与性腺功能变化有关，都是雌雄激素紊乱所致。雌激素相对增多时，甲状腺激素的生理作用就降低，降低的甲状腺激素对脑垂体前叶促甲状腺激素的负反馈抑制作用减弱，脑垂体前叶释放的促甲状腺激素分泌就会增多，从而刺激甲状腺产生代偿性增生。若脑垂体–甲状腺轴对这种反应过于激烈或持续存在，或者通过其他途径使甲状腺代偿性增生肥大，则就会分泌更多的甲状腺激素，有可能导致甲亢的发生
甲亢与碘摄入	碘是生物体内必需的微量元素之一，而甲状腺是唯一能浓聚和利用碘的内分泌腺体，碘是合成甲状腺激素的必需原料，碘缺乏或碘过多与甲状腺疾病的关系均十分密切，可以认为每种甲状腺疾病均与碘有着直接或间接的联系。长期摄入碘，除加重甲亢，使 Graves 病、高功能性甲状腺结节、多发性毒性甲状腺肿等类型的甲亢发病率增加外，甚至由于碘摄入过多引起碘甲亢。进食过多的碘，还可能使甲状腺组织硬化，造成病情迁延不愈，影响抗甲状腺药物治疗
结语	甲亢好发于女性，男女患病率比为 1:（4～6），特别是 20～40 岁的青年（青春期）、中年（更年前期）。碘过量使抗甲状腺药物治疗时间延长、治愈率下降，因此甲亢患者应避免吃海带、紫菜、海鱼等含碘食物，而且含碘的中药如海藻、昆布等均要禁止食用。用盐应食用无碘盐，加碘盐应经高温炒一段时间让碘挥发后食用，避免甲亢病情加重

58. 甲亢发生的精神因素有哪些

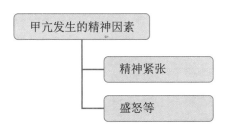

甲亢加重与精神因素	精神刺激诱发甲亢是通过中枢神经系统作用于免疫系统而形成的，心理紧张可导致人体免疫系统的功能改变。当人体受到精神创伤后，中枢神经系统去甲肾上腺素水平降低，反馈性使下丘脑产生的促肾上腺皮质激素释放因子分泌增多，其作用于脑垂体，使脑垂体前叶产生的促肾上腺激素分泌增多，它又作用于肾上腺，使皮质类固醇分泌增多，大量的皮质类固醇能影响机体的免疫系统，使其免疫能力下降，从而使 B 淋巴细胞产生甲状腺刺激性免疫球蛋白增多，发生自身免疫性反应，临床上使甲亢发生或者加重。精神创伤、盛怒可导致 Ts 细胞群的失代偿，也可促进细胞毒性的产生，导致或加重免疫功能的损伤，从而诱发甲亢
结语	虽然甲亢的诱发主要与自身免疫、遗传因素有关，但是否发病却与环境因素有密切关系。因此，部分甲亢患者的发病有可能在避免诱发因素的条件下得到预防

59. 甲亢易发人群及原因是什么

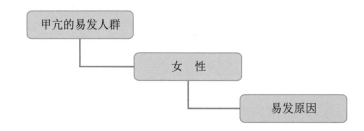

甲亢的易发人群	甲亢女性患病率比男性高 4～7 倍，特别是青春发育期、妊娠期、更年前期
甲亢易发于女性的原因	与女性的生理结构、内分泌的活跃程度及稳定性不够有关。雌激素相对增多时，甲状腺激素的生理作用降低，TSH 分泌增多，兴奋甲状腺产生甲状腺代偿性增生，分泌更多的甲状腺激素而导致甲亢发生。另与女性日益增大的生活压力，女性情绪稳定性不够，精神紧张及生活作息不规律等有关
结语	长期的精神创伤、强烈的精神刺激、工作紧张以及作息不规律等可促发甲亢。所以为避免甲亢的发生，保持作息规律，情绪稳定及休息充足很重要

甲亢的就医历程

60. 我得甲亢了吗

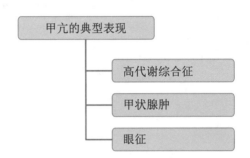

典型案例	小陈，女，28岁，近期工作比较紧张，常感怕热、易饥、容易发火，休息时感心跳加快，双手有时颤抖，感觉脖子变粗了，去医院化验，医生说她得了甲亢
甲亢表现	突眼、颈粗、兴奋貌；怕热、多汗、手震颤；腹泻、易饿、肌无力；心悸、消瘦、月经乱；良性突眼无感觉，恶性突眼症状多
结语	通常所说的甲亢多指弥漫性甲状腺肿伴甲亢，临床表现复杂多样，轻重差别甚大，甲亢作用于全身各系统，可引起严重反应，因此有上述症状时应尽快就诊

61. 弥漫性甲状腺肿伴甲亢表现有哪些

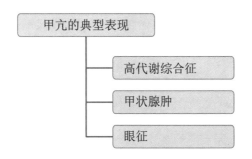

高代谢综合征	怕热多汗，皮肤、手掌、面、颈、腋下皮肤湿润多汗，常有低热，严重者可出现高热。患者常有心动过速、心悸、胃纳明显亢进，但体重下降，疲乏无力
甲状腺肿	甲状腺肿大多呈弥漫性、对称性肿大，肿大程度与甲亢轻重无明显关系，可随吞咽动作上下移动，触诊有震颤，听诊有血管杂音。肿大的甲状腺常为正常甲状腺 1.5～4 倍大，有的可以更大，甚至增大到 10 倍
眼征	眼部表现上视不皱额，下视睑迟落，突眼，少瞬目，裂宽内聚难。良性突眼无感觉，恶性突眼症状多，可有眼外肌麻痹，眶周水肿等，患者常诉畏光、流泪、眼睛刺痛
结语	通常所说的甲亢多指弥漫性甲状腺肿伴甲亢，临床表现复杂多样，多数起病缓慢，少数患者在精神、创伤或感染后应激急性起病，临床表现不一，轻重差别甚大

62. 其他甲状腺肿伴甲亢体征有哪些

```
其他甲状腺肿伴甲亢
        ├── 结节性甲状腺肿伴甲亢
        └── 自主性高功能甲状腺瘤伴甲亢
```

结节性甲状腺肿伴甲亢体征	此类甲亢，甲状腺结节呈结节性或混合性肿大，甲状腺的两叶常不对称。多结节性甲状腺肿触诊时，甲状腺表面可凹凸不平，结节部分质地较硬，肿大的甲状腺能随吞咽上下移动，部分患者于肿大的甲状腺下极可听到血管杂音，甲状腺结节的多少、大小也可通过甲状腺 B 超检查而确定
自主性高功能甲状腺瘤伴甲亢体征	触诊可触及单个的结节，质地较硬，可随吞咽上下移动，但一般听不到血管杂音

63. 什么是甲状腺血管杂音及其意义

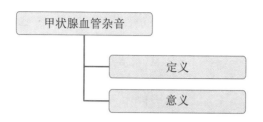

甲状腺血管 杂音定义	甲亢患者在肿大的甲状腺上下极用听诊器去听，可听到一种血管杂音，该杂音可呈连续性，亦可只限于收缩期，类似心脏的吹风样杂音，而且不随头部的转动而减弱或消失。杂音在整个甲状腺均可听到，但以甲状腺上下极处更明显，有时杂音仅于甲状腺的一侧可听到，临床上这种动脉血管杂音称为血管杂音
甲状腺血管 杂音意义	甲亢患者在肿大的甲状腺处之所以能听到血管杂音，是由于甲亢时甲状腺的血流量增加，血流的速度增快，通过数目增多的血管而产生杂音，故能听到血管杂音。在能听到血管杂音的甲状腺上下极，有时亦可触及震颤。血管杂音是甲亢的一项重要体征，地方性甲状腺肿、散发性甲状腺肿都有甲状腺的肿大，但无血管杂音也无震颤，所以血管杂音这一重要体征具有重要的诊断意义和鉴别诊断的意义

64. 甲状腺的检查方法有哪些

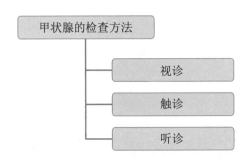

甲状腺的视诊	通过视诊了解甲状腺大小和对称性。正常者看不到甲状腺，如能看到其轮廓则甲状腺已增大。检查时，让被检查者做吞咽动作，可见甲状腺随吞咽动作而上下移动。如果不易辨认时，可让被检查者双手置于枕后，头向后仰再做吞咽动作进行观察就比较明显
甲状腺的触诊	通过视诊发现甲状腺肿大时，需进行触诊以了解甲状腺表面情况、肿大程度、质地、性质、压痛及对称性等，这就需要掌握正确的甲状腺触诊方法。正确的甲状腺触诊方法：检查时，医生站在被检查者背后，双手拇指放在颈后，用其他手指在甲状腺两旁进行触诊，并同时让被检查者做吞咽的动作；或检查时，医生站在被检查者的对面，用右手拇指和其他手指在甲状软骨两旁进行触诊并让被检查者做吞咽的动作
甲状腺的听诊	用钟形听诊器直接放到肿大的甲状腺上，可听到低调连续性静脉嗡鸣音，当头向两侧扭动时可减弱或消失。此外，在弥漫性甲状腺肿大的上下极常可听到收缩期动脉杂音，此动脉杂音对甲亢的诊断与鉴别有重要意义

65. 甲状腺肿是怎样分度的

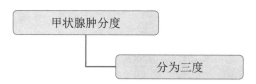

甲状腺肿	正常的甲状腺重量仅 15～20g，很小也很薄，被纤维结缔组织紧密地附着在甲状腺软骨与气管软骨环的前面和两侧，所以在颈部既看不到也触不到，只有在某些生理情况（如青春发育期和妊娠期）和病理情况下，造成甲状腺的肿大，才能在检查时有所发现
甲状腺肿的分度	根据甲状腺肿大的程度，临床上将肿大的甲状腺分为三度。Ⅰ度：甲状腺轻度肿大，颈部看不到肿大的甲状腺，但触诊可摸到甲状腺；Ⅱ度：甲状腺中度肿大，其特点是既可看到又可摸到，但肿大的甲状腺在胸锁乳突肌以内；Ⅲ度：甲状腺明显肿大，其特点是肿大的甲状腺超过胸锁乳突肌

66. 碘甲亢发生原因及临床表现有哪些

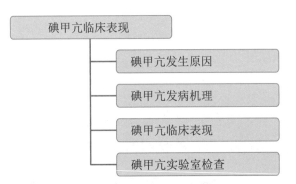

碘甲亢发生原因	碘甲亢与长期大量摄碘或服用含碘药物有关，最常出现于伴毒性甲状腺结节的患者在摄入过量的碘以后，也见于合并 Graves 病的报道。患者常在碘摄入增加以前既有甲状腺激素合成碘调节异常，也有报道在纠正碘的摄入之后甲状腺功能完全恢复正常。碘甲亢最常见于碘缺乏地区在给予碘补充时，此外医疗中使用含碘的造影剂和含碘的药物，如胺碘酮，也是引起碘甲亢的重要原因。一般甲亢发生在应用碘剂后 1~40 个月，高峰常在应用碘剂后 1~3 年时
碘甲亢发病机理	碘甲亢的发病机理目前尚未完全阐明，可能与下列因素有关：①自主性结节：在甲状腺内存在未被识别的功能自主的结节，此结节不受垂体分泌的 TSH 的调节，当摄入过量的碘时，此结节合成和分泌过多的甲状腺激素，因而产生甲亢。此种情况，在地方性甲状腺病区碘防治后较多见，故未被识别的功能自主性结节是碘缺乏区用碘防治后易发生碘甲亢的主要原因。②高 TSH 水平：在地方性甲状腺肿地区，由于碘缺乏，血液循环中甲状腺激素水平低，TSH 代偿性分泌过多。在补碘后，在高水平的 TSH 刺激下，导致甲状腺激素合成与分泌增加，故导致甲亢。③隐性甲亢：有的病人血清 TSAb 阳性，但无甲亢的临床表现，此时已有甲状腺功能自主，不受 TSH 的调节，但由于碘缺乏，甲状腺激素的合成与分泌不足，故未产生甲亢的临床表现。当补碘后，甲状腺可产生过多的甲状腺激素而表现为甲亢
碘甲亢临床表现	与 Graves 病相似，但病情多为轻症，重症少见，症状以心血管系统和神经系统症状出现较早，且较明显。患者年龄常较大，一般无突眼及胫前黏液性水肿。甲状腺可大可小，多呈结节性，质地较硬，无血管杂音和震颤

碘甲亢实验室检查	TT3、TT4、γT3、FT3、FT4 均升高，TRAb 阴性，特征性表现为甲状腺摄碘率减少，24 小时摄碘率小于 3%。甲状腺显像常不显影或很浅，[131]I 或 [99]Tc[m] 甲状腺显像常不显影或很浅，TRH 兴奋试验无反应或反应低
结语	碘甲亢为甲亢常见病因之一，应根据其特征性表现鉴别诊断。发生碘甲亢后，轻、中度甲亢患者可以使用抗甲状腺药物治疗，给予过氯酸钠 200mg，一天四次可以阻止碘的摄入，抑制甲状腺激素的合成。必要时也可手术切除功能亢进的结节

67. 什么是基础代谢率及测定方法

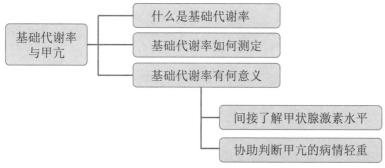

基础代谢率（BMR）定义	人体不受精神紧张、饮食、肌肉活动、外界温度，以及生理和病理等因素的影响，在安静状态下，维持人体基本生命活动所消耗的能量，即每小时平方米体表面积所产生的热量
基础代谢率（BMR）测定方法	一般采用脉搏和血压大致推算基础代谢率，方法是空腹 12 小时，睡眠 8 小时，清晨静卧半小时后测定患者的脉搏、血压，然后根据下列公式推算出基础代谢率：BMR=(脉搏+脉压−111)×100%
基础代谢率测定的意义	可间接了解甲状腺的功能，协助判断甲亢的病情轻重，一般划分：15%～30%为轻度甲亢，30%～60%为中度甲亢，大于 60%为重度甲亢
结语	实际上基础代谢率受很多生理、病理及药物等因素的影响，均能使结果升高，易与甲亢混淆，故一个低于正常的 BMR 可能更具有意义，有助于排除甲亢。随着现在可直接测定血清中甲状腺激素的水平，基础代谢逐渐被废除、淘汰，目前临床上已很少用基础代谢率来了解甲状腺功能

68. 如何诊断甲亢

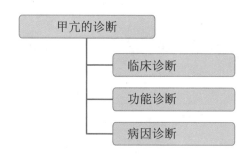

临床诊断	根据患者的症状、体征诊断。如怕热、多汗、心慌、手抖、易饥、多食、消瘦等高代谢综合征以及甲状腺肿大、眼征等
功能诊断	可表现为血清总 T3、T4，血清游离 T3、T4 水平升高，促甲状腺激素（TSH）水平降低
病因诊断	包括毒性弥漫性甲状腺肿（Graves 病）、毒性多结节性甲状腺肿、甲状腺自主高功能腺瘤、碘甲亢、垂体性甲亢、绒毛膜促性腺激素相关性甲亢等。主要为 Graves 病、亚急性甲状腺炎。如患者除有高代谢综合征表现，血清甲状腺激素变化外，还出现了甲状腺弥漫性肿大、眼球突出和其他浸润性眼征，以及胫前黏液性水肿、TSH 受体抗体（TRAb 或 TSAb）阳性，除了甲亢的诊断外，还应诊断为 Graves 病。有甲状腺毒症表现而摄碘率降低者是破坏性甲状腺毒症，例如亚急性甲状腺炎、安静型甲状腺炎，以及碘甲亢和伪甲亢（外源性甲状腺激素摄入过多所致甲亢）的特征。典型亚急性甲状腺炎患者常有发热、颈部疼痛，为自限性，早期血中 TT3、TT4 水平升高，摄碘率明显降低（即血清甲状腺激素与摄碘率减低的分离现象）。在甲状腺毒症期过后可有一过性甲减，然后甲状腺功能恢复正常
结语	甲亢诊断要注意以上三个方面，遗漏任何一方面，甲亢诊断都不完整

69. 我得的是哪种甲亢

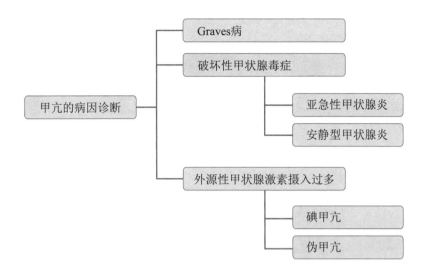

Graves 病	典型体征及化验结果为：甲状腺弥漫性肿大、眼球突出及其他浸润性眼征、胫前黏液性水肿，TSH 受体抗体阳性
破坏性甲状腺毒症	特征：有甲状腺毒性表现而 ^{131}I 摄取率降低，主要包括亚急性甲状腺炎、安静型甲状腺炎
外源性甲状腺激素摄入过多	主要指碘甲亢和伪甲亢，^{131}I 摄取率降低
结语	甲亢有时是某种疾病的一个阶段，有时与某种疾病合并存在。鉴别时，相关抗体及 ^{131}I 摄取率的检测占重要地位

70. 甲状腺激素的实验室测定方法及注意事项有哪些

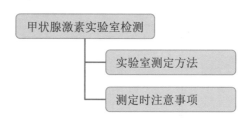

甲状腺激素的实验室测定方法	通常血清甲状腺激素包括游离甲状腺素（FT4）、游离三碘甲状腺原氨酸（FT3）、血清总甲状腺素（TT4）、血清总三碘原氨酸（TT3）和血清反T3(γT3)。血清甲状腺激素及相关激素定量测定的实验室方法，多采用竞争免疫测定法，常用的有放射性免疫法（RIA）和免疫放射法（IRMA），近十余年进展较快，趋势为非核素标记免疫测定技术替代放射性核素标红，其优点是灵敏度和特异性与放射免疫法相同，结果比较稳定，容易进行质量控制，操作全自动化，出结果快（1~2天），但试剂及仪器的价格均较 RIA 高。目前国内外用于甲状腺及相关激素测定的非核素标记免疫测定方法主要有下列几种：①酶免疫荧光分析（EIFA）；②镧系元素标记的时间分辨荧光测定（TRFIA）；③化学发光免疫分析（CLIA）；④电化学发光（ECL）等
抽血测定甲状腺激素水平的注意事项	TT3、TT4 测定特异性和精密度均较高,检查所需血量不多，一般 2~3ml 血液，什么时候抽血都可以，进不进食也没多大关系。不受含碘药物，特别是 X 线造影剂的影响。患者不需服用放射性核素，操作全过程均在体外进行，对人体无辐射影响，也适合于哺乳期妇女和儿童。检查前患者无须进行准备
结语	检测结果受甲状腺结合球蛋白（TBG）浓度的影响很大，许多药物可影响 TBG 的水平变化。如雌激素、避孕药和奋乃静等都可引起 TBG 升高，则 TT3、TT4 检测水平增高，而甲状腺功能并未发生亢进。而使用雄激素、糖皮质激素、水杨酸类、保泰松、氯贝丁酯、苯妥英钠等药物可使 TBG 减少，TT3、TT4 检测水平下降。故上述药物在抽血查甲状腺激素水平时应避免使用

71. 血清甲状腺激素指标有哪些

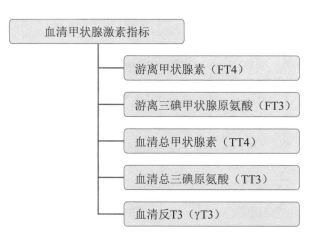

血清甲状腺激素指标
游离甲状腺素（FT4）
游离三碘甲状腺原氨酸（FT3）
血清总甲状腺素（TT4）
血清总三碘原氨酸（TT3）
血清反T3（γT3）

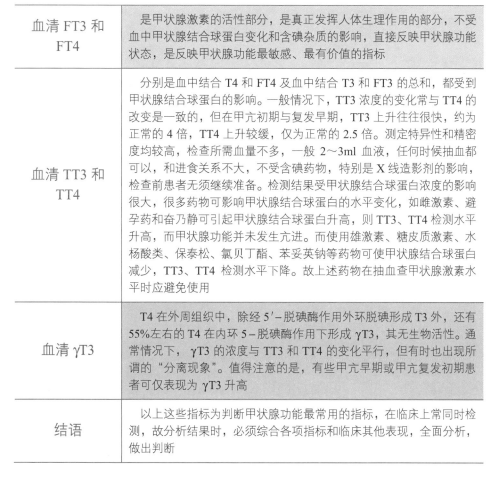

血清 FT3 和 FT4	是甲状腺激素的活性部分，是真正发挥人体生理作用的部分，不受血中甲状腺结合球蛋白变化和含碘杂质的影响，直接反映甲状腺功能状态，是反映甲状腺功能最敏感、最有价值的指标
血清 TT3 和 TT4	分别是血中结合 T4 和 FT4 及血中结合 T3 和 FT3 的总和，都受到甲状腺结合球蛋白的影响。一般情况下，TT3 浓度的变化常与 TT4 的改变是一致的，但在甲亢初期与复发早期，TT3 上升往往很快，约为正常的 4 倍，TT4 上升较缓，仅为正常的 2.5 倍。测定特异性和精密度均较高，检查所需血量不多，一般 2～3ml 血液，任何时候抽血都可以，和进食关系不大，不受含碘药物，特别是 X 线造影剂的影响，检查前患者无须继续准备。检测结果受甲状腺结合球蛋白浓度的影响很大，很多药物可影响甲状腺结合球蛋白的水平变化，如雌激素、避孕药和奋乃静可引起甲状腺结合球蛋白升高，则 TT3、TT4 检测水平升高，而甲状腺功能并未发生亢进。而使用雄激素、糖皮质激素、水杨酸类、保泰松、氯贝丁酯、苯妥英钠等药物可使甲状腺结合球蛋白减少，TT3、TT4 检测水平下降。故上述药物在抽血查甲状腺激素水平时应避免使用
血清 γT3	T4 在外周组织中，除经 5′-脱碘酶作用外环脱碘形成 T3 外，还有 55% 左右的 T4 在内环 5-脱碘酶作用下形成 γT3，其无生物活性。通常情况下，γT3 的浓度与 TT3 和 TT4 的变化平行，但有时也出现所谓的"分离现象"。值得注意的是，有些甲亢早期或甲亢复发初期患者可仅表现为 γT3 升高
结语	以上这些指标为判断甲状腺功能最常用的指标，在临床上常同时检测，故分析结果时，必须综合各项指标和临床其他表现，全面分析，做出判断

72. FT3、FT4 和 TT3、TT4 有何区别

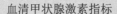

血清甲状腺激素指标
- 游离甲状腺素（FT4）
- 游离三碘甲状腺原氨酸（FT3）
- 血清总甲状腺素（TT4）
- 血清总三碘原氨酸（TT3）

FT3、FT4 和 TT3、TT4	正常情况下，循环中约 99.98% 的 T4 与特异的血浆蛋白相结合，包括甲状腺结合球蛋白（TBG，占 60%～75%）、甲状腺结合前白蛋白（TBPA，占 15%～30%）以及白蛋白（Alb，占 10%）。循环中 T4 仅有 0.02% 为游离状态（FT4），循环中 99.7% 的 T3 特异性与 TBG 结合，约 0.3% 为游离状态（FT3）。结合型甲状腺激素是激素的贮存和运输形式，游离型甲状腺激素则是甲状腺激素的活性部分，结合型与游离型之和为总 T4（TT4）、总 T3（TT3）
FT3、FT4 和 TT3、TT4 区别	理论上讲，血清 FT3 和 FT4 测定不受 TBG 浓度变化影响，较 TT3、TT4 测定有更好的敏感性和特异性，但因血中 FT3、FT4 含量甚微，测定方法学上许多问题尚待解决，测定结果的稳定性不如 TT3、TT4。此外，目前临床应用的任何一种检测方法都尚不能直接测定真正的游离激素。血清 TBG 明显异常、家族性异常白蛋白血症、内源性 T4 抗体及某些非甲状腺疾病（如肾衰竭）均可影响 FT4 测定。药物影响也需注意，如胺碘酮、肝素等可使血清 FT4 增高；苯妥英钠、利福平等可加速 T4 在肝脏代谢，使 FT4 降低。所以，TT3、TT4 的测定仍然是判断甲状腺功能的主要指标
FT3、FT4 和 TT3、TT4 在检测方法上的差别	正常成人血清 TT4 水平为 64～154nmol/L（5～12μg/dl），TT3 为 1.2～2.9nmol/L（80～190μg/dl）。不同实验室及试剂盒略有差异，目前多采用竞争免疫测定法，趋势为非核素标记（标记物为酶、荧光或化学发光物质）替代放射性核素标记。正常成人血清 FT4 水平为 9～25pmol/L（0.7～1.9ng/dl），FT3 为 2.1～5.4pmol/L（0.14～0.35ng/dl），不同方法及实验室测定结果差异较大。将游离型激素与结合型激素进行物理分离（半透膜等渗透析、超滤、柱层析等）后进行高敏感免疫测定被认为是本测定的金标准，但技术复杂，测定成本昂贵，不能在临床普遍使用。目前大多数临床实验室测定 FT3 和 FT4 所采用的方法并非直接测定游离激素，其测定结果在某种程度上仍受甲状腺结合球蛋白浓度的影响，所以称之为"游离估计值"

73. 什么是甲状腺球蛋白

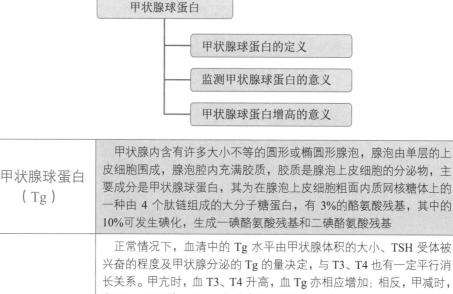

甲状腺球蛋白（Tg）	甲状腺内含有许多大小不等的圆形或椭圆形腺泡，腺泡由单层的上皮细胞围成，腺泡腔内充满胶质，胶质是腺泡上皮细胞的分泌物，主要成分是甲状腺球蛋白，其为在腺泡上皮细胞粗面内质网核糖体上的一种由 4 个肽链组成的大分子糖蛋白，有 3% 的酪氨酸残基，其中的 10% 可发生碘化，生成一碘酪氨酸残基和二碘酪氨酸残基
测定甲状腺球蛋白的意义	正常情况下，血清中的 Tg 水平由甲状腺体积的大小、TSH 受体被兴奋的程度及甲状腺分泌的 Tg 的量决定，与 T3、T4 也有一定平行消长关系。甲亢时，血 T3、T4 升高，血 Tg 亦相应增加；相反，甲减时，血 T3、T4 下降，血 Tg 亦随降低。但这种升降并不明显，亦无重要临床意义。凡遇有甲状腺损伤时，如急性、亚急性或某些慢性甲状腺炎，放疗，手术等，甲状腺滤泡的破坏程度可从血 Tg 水平上反映出来，因为损伤越重，释放的 Tg 进入血循环的量也就越多。因甲状腺癌或因其他甲状腺病变行甲状腺全切的患者，术后的血清 Tg 应降至零。如从血清中检测出一定浓度的 Tg，表明来源于甲状腺滤泡细胞的恶性肿瘤已有甲状腺外转移。因此，血 Tg 是监测甲状腺癌术后复发的较好指标。但血 Tg 测不出，不等于可排除肿瘤复发或转移的情况
Tg 增高的意义	血清 Tg 浓度受到碘摄入的影响，在碘摄入适宜地区，TgAb 阴性、甲状腺功能正常的人群，血清 Tg 参考值区间为 3～40ng/ml，正常人血清 Tg 应 <50ng/ml；在碘摄入不足地区，人群中 Tg 均值和 Tg 参考上限可能升高，与碘缺乏的程度有关。增高见于分化程度较好的甲状腺髓样癌、滤泡细胞癌、甲亢、亚急性甲状腺炎、慢性淋巴细胞性甲状腺炎及甲状腺腺瘤
结语	自身免疫性甲状腺疾病（如慢性淋巴细胞性甲状腺炎、特发性黏液性水肿、萎缩性甲状腺炎等）患者测定 Tg 无重要意义，因为患者体内产生的 TgAb 可干扰 Tg 测定。同理，凡既往有 TgAb 阳性或凡有 TgAb 阳性可能的疾病患者均有必要做血清 Tg 检测。血清 TgAb 测定主要作为血清 Tg 测定的辅助检查，因为血清中存在水平高的 TgAb 可以干扰 Tg 测定，可引起 Tg 水平假性增高或降低，因此，测定 Tg 要同时测定 TgAb

74. 什么是血清促甲状腺激素（TSH）

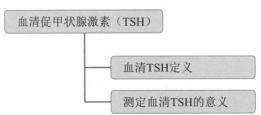

血清 TSH 定义	促甲状腺激素（TSH）是垂体前叶促甲状腺激素细胞分泌的一种糖蛋白激素，分布于下丘脑、胃肠道、胰腺及胎盘等处。TSH 的分泌受下丘脑促甲状腺激素释放激素（TRH）的激活，受血清中 T3 和 T4 浓度的负反馈调节。TSH 是判断甲状腺功能和下丘脑－垂体－甲状腺轴功能的指标之一
TSH 的生理作用	通过促进垂体分泌 TSH 和催乳素，对中枢神经具有直接兴奋作用，参与胃肠功能的调节
测定血清 TSH 的意义	TSH 的主要功能是调节甲状腺合成甲状腺激素，在甲状腺功能的调控中有着重要作用，下丘脑－垂体－甲状腺轴功能正常时，血清 TSH 是甲状腺功能活动的标志。当甲状腺功能变化时，TSH 的合成、分泌和血浓度的变化较 TT3、TT4、FT3、FT4 或 γT3 等更迅速和显著。例如中度甲亢患者，血 TT3、TT4 的升高达正常的 1～2 倍，FT3 和 FT4 的变化往往在 1 倍以内；相反，血 TSH 的下降可达近十倍，甚至数十倍至数百倍。亚临床型甲亢、T3 型甲亢或 T4 型甲亢的 T3、T4 变化不大，有时无明显变化，而血 TSH 的水平已有显著下降。又如，甲减患者的 TSH 升高也比 T3、T4 的降低要明显得多。故超敏 TSH 的测定是诊断甲亢和甲减、亚临床甲亢和甲减的首选指标
结语	欧美多个国家医学学会在超敏 TSH 作为甲状腺疾病诊断的初筛项目的意见是一致的。其正常值可受饮食、环境、生理条件而改变，例如低碘饮食、寒冷刺激、新生儿、年老、妊娠时，TSH 值均较正常人为高

75. 诊断甲亢需测定哪些指标

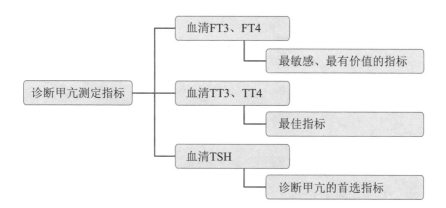

甲亢化验单结果	血中甲状腺激素结合球蛋白正常时，TT4＞161nmol/L，TT3＞2.9nmol/L，FT4 正常范围 9～25pmol/L，FT3 正常范围 2.1～5.4pmol/L，甲亢时 FT4、FT3 均高于正常范围，TSH 正常范围 3.8～7.5mU/L，在 Graves 病时降低，垂体瘤所致的甲亢时则升高
垂体性甲亢	简单地说是促甲状腺激素分泌过多引起的甲亢，临床较少见，多数为垂体瘤引起，少数由下丘脑-垂体功能紊乱所致。多数为轻中度甲亢，儿童少见，男女无差别，患者具有典型的甲亢症状，甲状腺肿大，很少有突眼，可伴胫前局限性黏液性水肿或肢端肥大或闭经泌乳综合征，按甲亢经多种方法治疗均不能治愈，垂体瘤手术切除或放疗后甲亢症状消失。实验室检查：TT3、TT4、摄碘率均高于正常，促甲状腺激素升高，X 线及 CT、MRI 等影像学检查可以发现垂体瘤的证据
破坏性甲状腺毒症	特征：有甲状腺毒性表现而 ^{131}I 摄取率降低，主要包括亚急性甲状腺炎、安静型甲状腺炎
结语	在甲亢的诊断过程中，除症状、体征及实验室化验结果外，无创检查对鉴别甲亢病因同样重要

76. 何种情况下需要测定 γT3

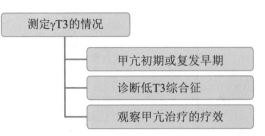

测定γT3的情况
- 甲亢初期或复发早期
- 诊断低T3综合征
- 观察甲亢治疗的疗效

甲亢时 γT3 变化情况	γT3 对调节 T4 和 T3 的代谢和平衡，维持最佳状态有重要作用，尤其与 T4 变化一致，也可作为了解甲状腺功能的指标。甲亢时，γT3 随 TT3、TT4 呈一致变化。甲亢初期或复发早期可仅有 γT3 升高，因此可作为诊断甲亢的较敏感指标
低 T3 综合征	甲状腺功能正常，处于饥饿、体衰或慢性疾病状态时，血清 T3 浓度下降，而 γT3 明显升高的一种机体自我保护反应。在低 T3 综合征中，γT3 明显升高，而 TT3 明显降低，是诊断低 T3 综合征的重要指标
结语	γT3 对观察甲亢治疗的疗效也有一定的价值，可在抗甲状腺药物治疗过程中，提示用药剂量情况。另外 γT3 对慢性淋巴细胞性甲状腺炎患者潜在性、早期甲减的诊断有较大价值。在重症营养不良或某些全身性疾病，如急性心肌梗死、肝硬化、糖尿病、尿毒症、脑血管意外、胃癌、酸碱中毒、心力衰竭、心内膜炎以及发热性感染性疾病，都可见 γT3 明显升高。其他如某些药物（胺碘酮、普萘洛尔、地塞米松磷酸钠、丙硫氧嘧啶等）、甲状腺结合球蛋白增多症、老年人等 γT3 亦可升高

77. 甲状腺的免疫学实验室检查有哪些

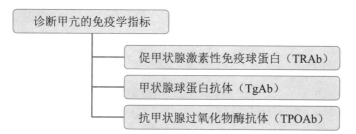

甲状腺自身免疫性疾病（AITD）	AITD 通过体液及细胞介导的机制，引起细胞损伤和甲状腺腺体功能改变。当致敏的 T 淋巴细胞和（或）自身抗体与甲状腺细胞膜相结合，引起细胞溶解和炎症反应时，发生了细胞损伤。通过激活或阻断自身抗体对细胞膜受体的作用，引起甲状腺功能的改变。主要有三类涉及自身免疫性甲状腺疾病的主要甲状腺自身抗原，它们是甲状腺过氧化物酶（TPO）、甲状腺球蛋白和 TSH 受体
结语	自身免疫因素在甲亢发病原因占重要地位，上述抗体的检测有助于自身免疫性甲状腺疾病的诊断，部分对甲亢的复发有一定的预测作用

78. TSH 受体抗体的类别和临床应用是什么

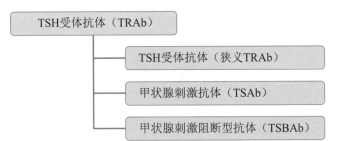

TSH 受体抗体（TRAb）类别	甲状腺内 B 淋巴细胞产生的一种异质性免疫球蛋白，是针对 TSH 受体的自身抗体，故称为 TRAb，包括 3 个类别：①TSH 受体抗体 (狭义 TRAb)，也称为 TSH 结合抑制免疫球蛋白，TRAb 阳性提示存在针对 TSH 受体的自身抗体，但是不能说明该抗体具有什么功能。②甲状腺刺激抗体 (TSAb)，是 TRAb 的一个类型，具有占据 TSH 受体，引起甲亢的作用，是 Graves 病的致病性抗体。③甲状腺刺激阻断型抗体 (TSBAb)，也是 TRAb 的一个类型，具有占据 TSH 受体，阻断 TSH 与受体结合而引起甲减的作用，是部分自身免疫性甲状腺炎发生甲减的致病性抗体。个别甲状腺疾病患者可以出现 TSAb 和 TSBAb 交替出现的现象，临床表现为甲亢与甲减的交替变化
TRAb 的临床应用	测定 TRAb 采用放射受体分析法，为目前大多数临床实验室常规检测的项目。具有异质性，其测定的临床应用：初发 Graves 病 60%～90% 阳性，甲状腺功能正常的 Graves 眼病可以阳性。对预测抗甲状腺药物治疗后甲亢复发有一定意义，抗体阳性者预测复发的特异性和敏感性约为 50%，但抗体阴性的预测意义不大。对于有 Graves 病或病史的妊娠妇女，有助于预测胎儿或新生儿甲亢发生的可能性，因为该抗体可以通过胎盘，刺激胎儿甲状腺产生过量甲状腺激素

79. 甲状腺过氧化物酶抗体（TPOAb）的临床应用是什么

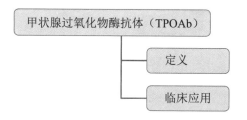

甲状腺过氧化物酶抗体（TPOAb）定义	甲状腺微粒体抗体（TMAb）的主要成分，是一种针对不同抗原决定簇的多克隆抗体，以 IgG 型为主。其出现常早于甲状腺功能发生紊乱，对于甲状腺细胞具有毒性作用，引起甲状腺功能低下。目前测定 TPOAb 多应用高度纯化的天然或重组的人甲状腺过氧化物酶（TPO）作为抗原，采用放射免疫法、酶联免疫吸附法、免疫化学发光法等方法进行测定，敏感性和特异性都明显提高
TPOAb 的临床应用	TPOAb 测定的临床意义：TPOAb 是查出自身免疫性甲状腺疾病较敏感的指标，用于诊断自身免疫性甲状腺疾病，如自身免疫性甲状腺炎，Graves 病等。TPOAb 阳性是干扰素 α、白介素 –2 或锂剂治疗期间出现甲减，胺碘酮治疗期间出现甲状腺功能异常，Down 综合征患者出现甲减，妊娠期间甲状腺功能异常或产后甲状腺炎，流产和体外受精失败的危险因素

80. 甲状腺球蛋白抗体（TgAb）的临床应用是什么

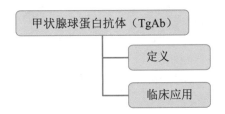

甲状腺球蛋白抗体（TgAb）定义	一组针对甲状腺球蛋白不同抗原决定簇的多克隆抗体，以 IgG 型为主，也有 IgA 和 IgM 型抗体。一般认为其对甲状腺无损伤作用。TgAb 测定方法经历与 TPOAb 相似的改进，敏感性显著提高
TgAb 的临床应用	临床意义：用于诊断自身免疫性甲状腺疾病时，其意义与 TPOAb 基本相同，抗体滴度变化也具有一致性；在诊断分化型甲状腺癌（DTC）时，主要用于血清 Tg 测定的辅助检查，因为血中存在低水平的 TgAb 可以干扰 Tg 测定，视采用的 Tg 测定方法，可引起 Tg 水平假性增高或降低。因此，Tg 测定同时需要测定 TgAb。TgAb 的检测对地方性甲状腺肿的碘治疗监测也是有用的，因为碘化的 Tg 具有更高的免疫原性

81. 甲状腺微粒体抗体（TMAb）的临床应用是什么

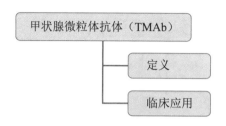

甲状腺微粒体抗体（TMAb）定义	抗甲状腺组织成分的自身抗体。甲状腺微粒体存在于甲状腺滤泡上皮细胞的胞质内，是高尔基复合体和光面内质网中的一种脂蛋白，具有抗原性，是隐蔽抗原。某些甲状腺疾病时，造成甲状腺上皮细胞的破坏，使这种微粒体向外周血中溢漏，从而引起自身免疫反应，刺激机体产生抗微粒体抗体，该抗体具有器官特异性，能与补体结合对甲状腺上皮细胞产生破坏作用，所以 95%自身免疫性甲状腺炎患者血清 TMAb 升高
TMAb 的临床应用	60%的甲亢病人，85%的 Graves 患者也有甲状腺自身抗体，抗体滴定度上升，TMAb 阳性，经治疗后病情缓解时，其滴定度下降或转为阴性，复发时又可回升。如抗体滴定度持续高水平，应考虑桥本氏甲状腺炎的诊断。甲亢治疗结束时，如果 TMAb 仍阳性，表示停药后仍可能复发

82. 甲状腺球蛋白抗体（TGAb）、甲状腺微粒体抗体（TMAb）阳性能诊断甲亢吗

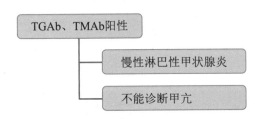

TGAb 及 TMAb 阳性的 诊断意义	弥漫性甲状腺肿伴甲亢是一种自身免疫性疾病，可在体内产生针对甲状腺组织的各种自身抗体，如 TGAb、TMAb 等，这些抗体可造成甲状腺的损伤。这些抗体的存在说明有自身免疫病，例如 TGAb、TMAb 在 Graves 病中阳性率仅为 15%～60%，而在慢性淋巴性甲状腺炎患者中其阳性率可达 80%～90%，而且滴度很高，所以对慢性淋巴性甲状腺炎具有重要诊断意义
TGAb 及 TMAb 阳性 与甲亢诊断的 关系	TGAb 及 TMAb 在 Graves 病中虽呈阳性，但其滴度不高，故一般来说无重要临床意义，而且这两项检查阳性只说明有针对甲状腺组织的自身免疫反应，它不能反映甲状腺的功能状态，也就是说 TGAb、TMAb 阳性既不能说甲亢，也不能说甲减。由于它不能反映甲状腺的功能亢进情况，所以该项检查阳性也不是甲亢的诊断依据，故不能用于甲亢的诊断，而只能用来反映 Graves 病缓解程度，因为随着甲亢的治愈，血清中 TGAb 及 TMAb 可转为阴性
结语	总之，TGAb 和 TMAb，甲亢时阳性率低，而且不具有特殊性，不能反映甲状腺功能，故其阳性也不能诊断甲亢

83. 甲状腺功能动态试验包括哪些

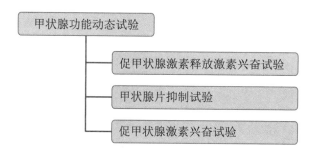

甲状腺功能 动态检查原理	根据甲状腺激素和垂体促甲状腺激素及下丘脑促甲状腺激素释放激素之间有负反馈调节，促甲状腺激素释放激素对促甲状腺激素的刺激作用受到血清甲状腺激素的抑制
结语	常用的甲状腺功能动态试验包括促甲状腺激素释放激素兴奋试验、促甲状腺激素兴奋试验和甲状腺片抑制试验

84. 什么是促甲状腺激素释放激素兴奋试验

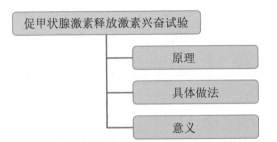

促甲状腺激素释放激素兴奋试验原理	促甲状腺激素释放激素是下丘脑分泌的 3 个肽的激素，通过门脉系统到达垂体，刺激垂体的促甲状腺激素分泌细胞分泌促甲状腺激素。由于促甲状腺激素释放激素半衰期很短，到达血循环的浓度极低，临床上难以直接测定，一般通过动态试验以观察促甲状腺激素的反应，来间接估计血清游离甲状腺激素的水平
促甲状腺激素释放激素兴奋试验具体做法	注射前取静脉血，随后静脉注射促甲状腺激素释放激素 300～500μg，15～20 秒内注射完毕，注射前与注射后 30、60 分钟分别取血测促甲状腺激素。正常人在注射促甲状腺激素释放激素 20～30 分钟后，促甲状腺激素反应达到高峰，Δ促甲状腺激素为 2～30mIU/ml。TRH 试验的反应受年龄和性别影响，男性反应低于女性。根据注射 TRH0.5～1.0mg 后血清 TSH 升高的绝对值为指标将反应分为四型：①正常反应组：血清 TSH 绝对值升高，女子组在 4～12mIU/ml，男子组 3～10mIU/ml，TSH 高峰在 30 分钟出现；②活跃反应组：男子组＞10mIU/ml，女子组＞12mIU/ml；③低弱反应组：男子组＜3mIU/ml，女子组＜4mIU/ml；④无反应组：静注 TRH 后血清 TSH 值与基值对比无升高。上述各组若静注 TRH 后血清 TSH 峰值在 60 分钟或以后出现者，称为延迟反应
促甲状腺激素释放激素兴奋试验意义	原发性甲减患者对该试验反应过强，甲亢患者、部分甲状腺功能正常的弥漫性甲状腺肿眼病患者、甲亢患者的部分直系亲属或口服过量糖皮质激素患者的促甲状腺激素反应差。弥漫性毒性甲状腺肿时，血清 T4 和 T3 浓度升高，通过直接负反馈，在腺垂体阻断 TRH 的作用，因此静注 TRH 后血清 TSH 无增高。该试验对区别继发性甲减的病因是在下丘脑还是在垂体是有价值的。下丘脑性甲减患者对该试验呈延迟反应，而垂体性甲减患者对该试验呈反应减低和缺如
结语	TRH 试验省时，可在 2 小时内完成，不引入放射性核素于人体内，无服用甲状腺制剂引起的副作用，尤其对年老及合并有冠心病的患者更安全适用。一些药物会影响该试验，雌激素、茶碱、抗甲状腺药物可增强试验反应，而糖皮质激素、甲状腺激素制剂、左旋多巴可抑制该试验反应。临床上该试验不良反应很小，半数患者有一过性的颜面潮红、恶心或尿急，适于各个年龄组的患者，目前超敏感促甲状腺激素测定可完全代替该试验

85. 什么是促甲状腺激素兴奋试验和甲状腺片抑制试验

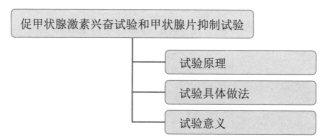

促甲状腺激素兴奋试验原理	甲状腺的摄碘功能取决于垂体促甲状腺激素的分泌和甲状腺本身的碘功能状态。正常人在注射外源性促甲状腺激素后，甲状腺吸碘率会升高。如果血清甲状腺激素水平升高，注射促甲状腺激素后甲状腺吸碘率升高会受到抑制；反之，如果血清甲状腺激素水平减低，注射促甲状腺激素后甲状腺吸碘率升高更明显
促甲状腺激素兴奋试验具体做法和意义	先做甲状腺吸碘率测定，随后肌肉注射牛促甲状腺激素 10U，一日 3 次，共 3 天，注射完毕后再做甲状腺吸碘率测定。△促甲状腺激素兴奋值=[（注射后 24 小时最高吸碘率－注射前 24 小时最高吸碘率）/注射前 24 小时最高吸碘率]×100%。△促甲状腺激素兴奋值的正常范围为 11%～35%。原发性甲减患者该试验无反应，继发性甲减对该试验有反应。有些患者对牛促甲状腺激素有过敏反应，应加以注意
甲状腺片抑制试验	具体做法为：口服甲状腺片每次 20mg，每天 3 次，连服 3 天，第 4 天后改为每次 40mg，每天 3 次，连服 14 天。服药前和服药后各测定甲状腺吸碘率，计算甲状腺片抑制试验值=[（服药前最高吸碘率－服药后最高吸碘率）/服药前最高吸碘率]×100%。正常值应<50%，若比值为 25%～50%，则被称为"部分被抑制"；比值<25%为"不被抑制"。"部分被抑制"为可疑甲亢，需结合其他临床和实验室资料进行分析；"不被抑制"有利于甲亢的诊断。该试验还可用于鉴别突眼征，尤其是单侧突眼的鉴别诊断，由眼科疾病引起的单侧突眼服用 T3 后摄碘率受抑制，内分泌浸润性突眼则不受抑制。甲状腺片和 T3 对心血管作用强，对老年人和有心血管疾病的患者容易引起不良反应，应避免进行此试验
结语	随着临床甲状腺激素指标检测技术的提高，甲状腺功能动态试验已很少用于甲亢的诊断

86. 什么是 T3 抑制试验

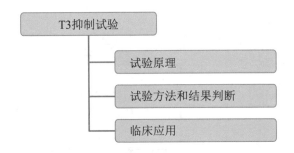

T3 抑制 试验原理	正常人垂体-甲状腺轴呈反馈调节关系，故服外源性 T3 后，血中 T3 浓度升高，通过负反馈抑制内源性 TSH 的合成与分泌，从而甲状腺摄碘率较服药前明显降低，但弥漫性毒性甲状腺肿者，由于存在病理性甲状腺刺激物（LATS、HTS、TRAb 等），刺激甲状腺引起摄碘率增高，甲状腺摄碘率不受 T3 抑制，尽管其内源性 TSH 已受到抑制
T3 抑制试验方法和结果判断	患者于一次摄碘试验后，口服 T3 每次 20μg，每 8 小时一次，共服 6 天，第 7 天作第 2 次摄碘率，以服 T3 前后两次摄碘率之差值，相当于服 T3 前摄碘率的百分数来表示，称为抑制率。甲状腺功能正常者服 T3 后摄碘率受明显抑制，24 小时摄碘率绝对值＜25%（国外多采用此标准），抑制率＞45%；甲亢者则摄碘率不受抑制，个别患者摄碘率反较服 T3 前升高
T3 抑制试验临床应用	①鉴别摄碘率增高的性质（甲亢和单纯性甲状腺肿的鉴别），符合率 96%；②突眼征（尤其是单侧突眼）的鉴别诊断；③关于甲亢经抗甲状腺药物治疗后，T3 抑制试验能否作为病情缓解不再复发以及是否需要继续（或改变）治疗的参考指标，各家的意见不完全一致，有的认为，甲亢经治疗后，若 T3 抑制试验能抑制者，复发机会较小，但抑制试验不正常者则未必复发；④部分甲状腺肿大较显著的单纯性甲状腺肿，常规 T3 每天 60μg 不能抑制其摄碘，要加大至每天 120μg 才能被抑制。本试验对合并有心脏病的患者宜慎重，特别是有心绞痛、心力衰竭者禁用（这些患者做 TRH 兴奋试验较安全）

87. 甲状腺核素检查包括哪些

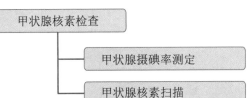

甲状腺摄碘率 测定原理	甲状腺具有高度浓集碘的能力。碘进入体内后，首先被甲状腺摄取，用于甲状腺激素的合成。极小部分存在于血液及组织中的碘化物参与机体代谢的其他过程。甲状腺中被浓集的碘主要存在于甲状腺蛋白中，在 T3、T4 的代谢和分泌过程中，甲状腺也向血液分泌少量的碘（以各种形式存在），其分泌速度视腺体贮碘量、甲状腺功能状态等因素而定。用放射性碘作示踪物，测定碘在体内的移动速度和量，可间接评价甲状腺的功能状态，特别能反映甲状腺对无机碘的浓集能力。口服 ^{131}I 后，用盖格计数管或闪烁计数管测定甲状腺部位的计数率，计算出摄 ^{131}I 率，并从以下三个方面来推测甲状腺的功能：①甲状腺摄 ^{131}I 的速度及最大摄 ^{131}I 率；②^{131}I 从尿中的排除量；③血浆蛋白结合碘量
甲状腺核素 扫描	用核素扫描技术，显示甲状腺的位置、形态、腺内病变及放射性分布的一项特殊检查方法，原理与摄碘试验相同，但应用方法不同，静脉注射 $Na^{99}Tc^mO_4$ 30 分钟后显像。正常扫描图示正面图形呈蝴蝶状，分左、右两叶，中间与较薄的峡部相连，右半侧稍高于左半侧，右叶略大于左叶。有时在峡部或一叶上方可见一锥状叶。甲状腺内的放射性分布均匀。分析甲状腺显像图时，要注意甲状腺的位置，形态，轮廓，大小，显影的密度，有无放射性缺损、浓集或结节等。如发现有结节，首先要区别结节是否在腺体内，然后再将结节按以下要求和标准分类：①"热"结节：放射性密度高于正常，结节内的摄碘能力强。②"温"结节：密度和摄碘能力与正常相同或十分接近。③"凉"结节：密度低于正常。④"冷"结节：显影明显减弱或缺如
结语	甲状腺核素检查还包括放射性核素甲状腺血管造影、亲甲状腺肿瘤药物显像和甲状腺放射免疫显像等

88. 什么是甲状腺摄碘率

```
甲状腺摄碘率
    │
    ├──── 测定摄碘率的注意事项
    │
    └──── 摄碘率的正常值
```

测定摄碘率的注意事项	检查前 2 周需停食含碘丰富的食物和药物，如海带、紫菜、胺碘酮、复方碘溶液、含碘中药等。其中复方碘溶液需停用 2 个月以上。停用影响甲状腺功能的药物 2～4 周，孕妇和哺乳期妇女禁做本试验。另有一些药物虽不含碘，也不属甲状腺激素制剂，但可通过干扰甲状腺激素合成的不同环节而影响摄碘率，如 ACTH、泼尼松、利舍平、保泰松、对氨基水杨酸、甲苯磺丁脲等均使摄碘率降低，而长期使用女性避孕药可使之升高，因此在测定摄碘率前需停用相应的一段时间
摄碘率的正常值	甲状腺部位 3 小时和 24 小时摄碘率的正常值分别为 5%～25%及 20%～45%，高峰在 24 小时出现
结语	摄碘率的正常值因不同地区饮水、食物及食盐中碘的含量多寡而有所差异，故必须强调不同地区要有自己的正常值，且间隔几年正常值应加以调整

89. 甲状腺摄碘率升高和降低分别见于哪些疾病

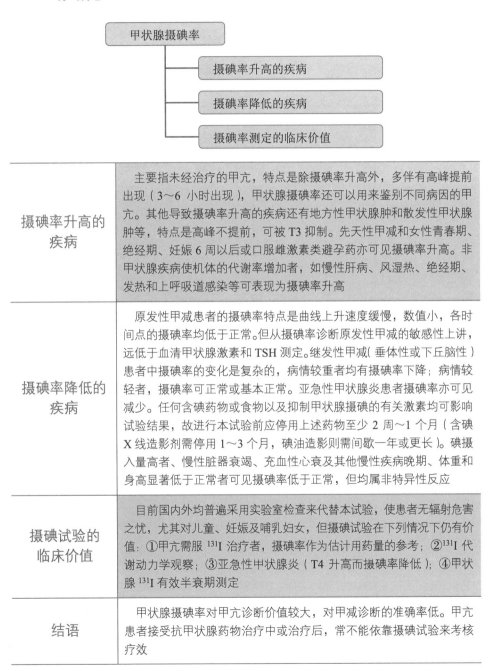

摄碘率升高的疾病	主要指未经治疗的甲亢，特点是除摄碘率升高外，多伴有高峰提前出现（3～6 小时出现），甲状腺摄碘率还可以用来鉴别不同病因的甲亢。其他导致摄碘率升高的疾病还有地方性甲状腺肿和散发性甲状腺肿等，特点是高峰不提前，可被 T3 抑制。先天性甲减和女性青春期、绝经期、妊娠 6 周以后或口服雌激素类避孕药亦可见摄碘率升高。非甲状腺疾病使机体的代谢率增加者，如慢性肝病、风湿热、绝经期、发热和上呼吸道感染等可表现为摄碘率升高
摄碘率降低的疾病	原发性甲减患者的摄碘率特点是曲线上升速度缓慢，数值小，各时间点的摄碘率均低于正常。但从摄碘率诊断原发性甲减的敏感性上讲，远低于血清甲状腺激素和 TSH 测定。继发性甲减(垂体性或下丘脑性)患者中摄碘率的变化是复杂的，病情较重者均有摄碘率下降；病情较轻者，摄碘率可正常或基本正常。亚急性甲状腺炎患者摄碘率亦可见减少。任何含碘药物或食物以及抑制甲状腺摄碘的有关激素均可影响试验结果，故进行本试验前应停用上述药物至少 2 周～1 个月（含碘 X 线造影剂需停用 1～3 个月，碘油造影则需间歇一年或更长）。碘摄入量高者、慢性脏器衰竭、充血性心衰及其他慢性疾病晚期、体重和身高显著低于正常者可见摄碘率低于正常，但均属非特异性反应
摄碘试验的临床价值	目前国内外均普遍采用实验室检查来代替本试验，使患者无辐射危害之忧，尤其对儿童、妊娠及哺乳妇女，但摄碘试验在下列情况下仍有价值：①甲亢需服 131I 治疗者，摄碘率作为估计用药量的参考；②131I 代谢动力学观察；③亚急性甲状腺炎（T4 升高而摄碘率降低）；④甲状腺 131I 有效半衰期测定
结语	甲状腺摄碘率对甲亢诊断价值较大，对甲减诊断的准确率低。甲亢患者接受抗甲状腺药物治疗中或治疗后，常不能依靠摄碘试验来考核疗效

90. 诊断甲亢需做哪些无创检查

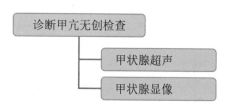

Graves 病的甲状腺超声显像	甲状腺呈弥漫性、对称性、均匀性增大（可增大 2～3 倍），边缘多规则，内部回声多呈密集、增强光点，分布不均，部分有低回声小结节状改变。腺体肿大明显时，常有周围组织受压和血管移位表现。多普勒彩色血流显像示"火海征"，为甲亢较特异的表现，即甲状腺在心脏舒张期和收缩期均出现散在的搏动性彩色高速血流图像。甲状腺腺体内血流呈弥漫性分布，为红蓝相间的簇状或分枝状图像，血流量大，速度快，超过 70cm/s，甚至可达 200cm/s。血流量为正常人的 8～10 倍，同时可见显著低阻力的动脉频谱和湍流频谱。结合临床资料并利用血流显像可区别弥漫性甲状腺肿大与其他结节性甲状腺肿
甲状腺显像的临床应用	①甲状腺结节的鉴别诊断：根据甲状腺放射性密度高低分为热、温、凉和冷结节。热结节：结节部位的放射性高于邻近正常甲状腺组织；温结节：结节部位的放射性等于或接近于正常甲状腺组织；凉结节：结节部位的放射性较邻近正常甲状腺组织为低；冷结节：结节部位无放射性。②甲状腺大小、位置和形态的观察：用于 ^{131}I 治疗甲亢前甲状腺的估重，术后观察残留甲状腺组织的形态等以及异位甲状腺的诊断。③异位甲状腺的诊断：以胸骨后和舌根部为主要表现。④对甲状腺癌转移灶的诊断和定位：^{131}I 全身显像是非常重要的有效方法
结语	彩色多普勒超声可用于 GD 甲亢治疗后的评价，眼球后 B 超有助于 GD 眼病的诊断。甲状腺摄碘率升高只表示甲状腺的摄碘功能亢进，并不反映甲亢病情的严重程度。热结节几乎无恶性，但甲状腺癌大多为冷结节，腺瘤、囊肿、出血、钙化、纤维化、慢性淋巴性或亚急性甲状腺炎均亦可以有冷结节出现。与良性病变不易区别时，可配合超声检查等，其对结节的良、恶性鉴别有帮助

91. 甲状腺超声检查与甲状腺扫描有何不同

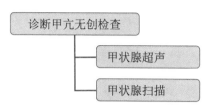

甲状腺超声	甲状腺超声检查是对人体的无创性检查，是患者乐于接受的一种检查方法，但甲状腺超声仅能反映甲状腺位置表浅、解剖结构，与邻近组织的关系以及甲状腺肿大的程度、形态、大小、病变的部位、性质、单结节及多结节等，所以甲状腺超声仅能提供组织形态学方面的诊断，而不能对甲亢的诊断提供直接的证据，故甲状腺超声的结果不能作为甲亢诊断的依据，但是重要的参考资料
甲状腺超声检查与甲状腺扫描的不同	甲状腺扫描除能提供甲状腺超声的情况外，还可了解甲状腺的代谢功能，对鉴别诊断有重要意义。例如，甲状腺扫描能提供甲状腺摄碘情况，而超声不能；甲状腺扫描还可提供单结节或多结节的功能情况，而分为热结节、温结节、凉结节和冷结节。热结节对甲亢的诊断有意义，而甲状腺超声仅能证实结节的存在，常不能对结节的功能做出正确的判定。所以两者各有优缺点，临床应根据具体选择应用

92. 甲状腺扫描对甲亢的诊断有帮助吗

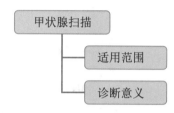

甲状腺扫描的适用范围	甲状腺扫描可以帮助了解甲状腺的大小、位置、形态及放射性，故一般来说此项检查不能常规用于甲亢的诊断。甲状腺扫描适用于以下几点：①诊断甲状腺解剖学的异常，包括甲状腺形态的异常和解剖位置的异常。②诊断颈部或纵隔异常肿块的性质。③甲状腺结节功能的评价。④术后残留甲状腺组织的功能诊断。⑤功能性甲状腺癌转移灶的定位诊断。⑥甲状腺抑制显像或 TSH 兴奋显像，以评价局部甲状腺功能异常与垂体－甲状腺轴的关系
甲状腺扫描的诊断意义	甲状腺扫描对自主性高功能甲状腺瘤伴甲亢及结节性甲状腺肿伴甲亢的诊断有一定的帮助，因这两种情况做甲状腺扫描时可发现摄碘增高的热结节，从而为甲亢的诊断提供依据。由于热结节有较正常的甲状腺组织的功能，甲亢的产生可能与此热结节有关
结语	总之，甲状腺扫描不能作为常规检查项目用于甲亢的诊断。但在甲状腺瘤、结节性甲状腺肿用甲状腺扫描对诊断有一定的帮助

93. 亚急性甲状腺炎患者最有价值的检查是什么

```
亚急性甲状腺炎患者的检查
        ├── 甲状腺部位的疼痛
        └── 甲状腺摄碘率的测定最有价值
```

亚急性甲状腺炎实验室检查	白细胞正常或适度升高，血沉明显增快，可达 100mm/h，C 反应蛋白升高。甲状腺功能在不同阶段，有特征性的变化：①甲状腺毒症阶段：血清 TT3、TT4、FT3、FT4 升高，TSH 分泌受抑制，T4/T3 高于 Graves 病或其他功能自主性甲状腺疾病，甲状腺球蛋白水平升高，甲状腺摄 ^{131}I 率低，呈现所谓"分离现象"；②甲减阶段：T4（有时伴 T3）降低，TSH 升高；③恢复阶段：各项指标趋于正常。甲状腺相关抗体，如抗甲状腺过氧化物酶抗体、抗甲状腺球蛋白抗体、抗 TSH 受体抗体阴性或呈低滴度
呈现分离现象的原因	由于甲状腺滤泡细胞被破坏，原贮存的 T3、T4 进入血循环，使得 T3、T4 升高，反馈抑制垂体分泌 TSH，失去 TSH 刺激，甲状腺摄碘功能减退；其次是炎症损害了滤泡细胞摄碘功能，甲亢期甲状腺摄 ^{131}I 率可低至测不出
亚急性甲状腺炎超声声像图表现	甲状腺两叶弥漫性、轻度或中度肿大，内部回声分布不均匀，可见与炎性病灶相对应的低回声或无回声区，无包膜。CDFI 显示低回声或无回声病灶区内血流信号减少或消失，其周围甲状腺内血流信号正常或略增多。甲状腺上、下动脉峰值流速在正常范围内（<40cm/s）
结语	亚急性甲状腺炎最为特征性表现为甲状腺部位的疼痛和压痛，常向颌下、耳后或颈部等处放射，咀嚼和吞咽时疼痛加重，病变广泛时滤泡内甲状腺激素以及碘化蛋白质一过性大量释放入血，尚可伴有甲亢的常见表现等，称为甲亢期。如果诊断困难，可以做细针穿刺细胞学检查来明确

94. 明确甲状腺病变性质的检查包括哪些

```
┌─────────────────────────────┐
│   明确甲状腺病变性质的检查      │
└─────────────────────────────┘
        │
        ├──┌──────────────────────────────────┐
        │  │  甲状腺细针穿刺细胞学检查（FNAC）   │
        │  └──────────────────────────────────┘
        │
        └──┌──────────────────────┐
           │   甲状腺活组织检查      │
           └──────────────────────┘
```

FNAC 简介	用细针穿刺病变的部位，吸取少量甲状腺组织做细胞学涂片检查，对甲状腺病变做出组织细胞学的诊断，是一种简单、易行、准确性高的甲状腺形态学检查。其适应证广泛，临床上可触及的甲状腺结节基本上均可行此检查，在怀疑甲状腺癌和甲状腺炎时最有价值
FNAC 操作	FNAC 不需麻醉，操作前需停用阿司匹林和其他影响凝血的药物数天，穿刺时应尽可能避免损伤。FNAC 的关键在于穿刺取材和阅片，至少在结节的不同部位进针两次以减少取样误差。抽出囊液时，要记录量，颜色，是否存在血液以及抽吸后是否还有包块；若抽吸后还有残留包块，需要再次穿刺以确保在实质性部分取样，抽吸后要局部加压 10～15 分钟。送检时应附带临床资料，包括结节的大小、位置、质地等。FNAC 涂片的质量要求是：在 2 个不同的涂片上，至少含 6 组以上质量好的滤泡细胞群，每群至少有 10～20 个细胞。甲状腺血运丰富，穿刺易出血，出血常常会影响细胞学检查。FNAC 需要有经验的细胞学专家阅片，同时也必须紧密结合临床，这样才能得到满意的结果
需做 FNAC 的情况	鉴别良恶性甲状腺结节，诊断慢性淋巴细胞性甲状腺炎和亚急性甲状腺炎，此外对甲状腺囊性病变及甲状旁腺囊肿通过穿刺抽吸进行有效治疗。通过 FNAC 可以发现的病变有桥本甲状腺炎、亚急性甲状腺炎、化脓性甲状腺炎、Graves 病、甲状腺肿、乳头状甲状腺癌、滤泡状甲状腺癌、未分化癌、甲状腺髓样癌等
结语	FNAC 快速、安全、费用低、准确性高、重复性好，对许多甲状腺疾病具有可靠的诊断价值，关键在于穿刺取材和阅片，有时需重复操作，有一定的局限性，除取材因素外，其只能观察细胞形态和结构的变化，缺乏对整体结构的了解，所以不能完全取代组织学切片

95. 甲状腺细针穿刺细胞学检查（FNAC）的优缺点有哪些

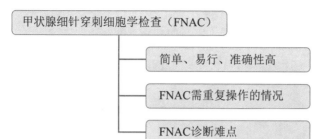

FNAC 需重复操作的情况	①肿物太小：甲状腺肿大Ⅰ度，或甲状腺结节过小，或甲状腺纤维化，穿刺不易成功，需在超声引导下重复穿刺；②出血稀释：穿刺时，出血滤泡细胞成分稀释影响阅片，多见于甲亢患者，需重复穿刺，吸附血液后再涂片；③抽吸物太少：针头细小且为盲穿，抽吸范围仅限针尖所及处，抽吸物量少且可能未穿刺到病变部位，因此须至少在结节的不同部位进针两次以减少取样误差，并重复穿刺取材；④存在囊性病变：甲状腺囊肿为多种甲状腺疾病演变的结果，可能为囊实混合性团块，囊液需涂片，若抽吸囊液后还有残留包块，需要再次穿刺以确保在实质性部分取样，必要时需在超声引导下进行。此外由于操作者经验不足等其他原因也需进行重复穿刺取样
FNAC 诊断难点	FNAC 一般采用直接诊断法，即根据涂片内的细胞成分、形态学改变和特征性细胞，参考临床及其他资料，直接诊断疾病。其对滤泡性结节、滤泡性腺瘤及滤泡性腺癌的鉴别诊断有一定困难，滤泡状腺癌和滤泡状腺瘤的细胞形态极为相似，仅从细胞学的角度很难鉴别，必须在组织切片上看包膜外及间质内有无癌细胞浸润或血管浸润或远处转移才能加以鉴别。因此，对细胞学诊断为滤泡细胞肿瘤的患者应密切随访，必要时手术切除。穿刺诊断的良性结节病变也应每6～12个月复查1次，观察结节大小变化，通过随诊也可发现新的病变
结语	FNAC 优点在于快速、安全、费用低、准确性高、重复性好，可以提高甲状腺疾病确诊率，患者易于接受。缺点在于为创伤性检查，少数患者在穿刺过程中出现局部疼痛或出血、感染等，个别患者穿刺时可能会误入气管或食管，而且因抽吸物太少、肿物太小或存在囊性病变，需重复操作。有时其鉴别诊断非常困难，仍需手术切除才能明确诊断。虽然 FNAC 的确诊率不能与病理切片比较，但其操作方便快捷、费用低廉、结果相对准确，它对甲状腺疾病的诊断价值是不可替代的

96. 甲状腺其他影像学检查有哪些

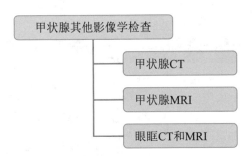

甲状腺 CT	一般不进行静脉增强检查，除非要了解甲状腺病变的血运情况或与颈部血管、淋巴结鉴别或确诊胸骨后甲状腺肿时，才需进行静脉增强检查
甲状腺 MRI	能提供良好的软组织对比，为甲状腺癌对临近肌肉的侵犯、鉴别术后纤维化和甲状腺癌术后复发的估计有较好的诊断价值，同时对甲状腺肿向胸骨后延伸的检查也有帮助
眼眶 CT 和 MRI	可清晰显示 Graves 眼病患者球后组织，尤其是眼外肌肿胀的情况，并可测定眼外肌的厚度，对非对称性突眼（单侧突眼）有助于排除眶后肿瘤，对甲状腺相关眼病诊断有非常重要的意义
结语	甲状腺 CT 和 MRI 可以清晰显示甲状腺和甲状腺周围组织器官的关系，容易发现甲状腺病变，对甲状腺结节的鉴别诊断有较高价值，而且图像显示周围的解剖关系明确，能为手术提供有价值的资料。当怀疑甲状腺癌时，CT 和 MRI 能了解病变的范围、对气管的侵犯程度以及有无淋巴结转移等，还可了解胸腔内甲状腺情况，区别甲状腺和非甲状腺来源的纵隔肿瘤。但其对甲状腺功能判断没有帮助，对甲状腺肿瘤的诊断也无特异性表现，并不优于甲状腺细针穿刺细胞性检查，再加上其费用昂贵，检查费时，临床上不将此检查作为甲状腺的常规检查

97. 甲亢实验室检查有哪些

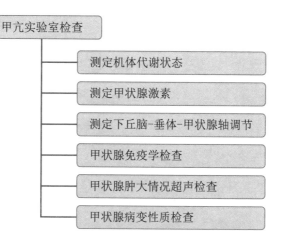

测定机体代谢状态	基础代谢率测定，血胆固醇、甘油三酯和尿肌酸测定
测定甲状腺激素	血清总 T3、血清总 T4、血清游离 T3、血清游离 T4、血清 γT3 测定
测定下丘脑-垂体-甲状腺轴调节	甲状腺摄碘率试验、甲状腺抑制试验（包括 T3 抑制试验和甲状腺片抑制试验）、血清超敏促甲状腺激素测定、促甲状腺激素释放激素兴奋试验（TRH 兴奋试验）
甲状腺免疫学检查	促甲状腺激素受体抗体的测定，如促甲状腺激素性免疫球蛋白测定（TRAb）等，甲状腺球蛋白抗体（TgAb）、甲状腺微粒体抗体（TMAb）或抗甲状腺过氧化物酶抗体（TPOAb）测定
结语	甲状腺实验室检查还包括应用甲状腺 B 超、甲状腺核素扫描等检查甲状腺肿大情况，甲状腺细针穿刺细胞学检查或活组织检查甲状腺病变性质

98. 怎样诊断甲亢，有何注意事项

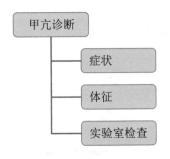

甲亢的实验室检查	典型的甲亢患者有 T3、T4 分泌过多引起的症状，如甲状腺肿大、突眼，诊断并不困难；但对无典型甲亢症状及体征的患者诊断有一定的难度，需借助于实验室检查。应根据下面情况诊断甲亢：①要具有甲亢的症状及血管杂音。②TT3、TT4、FT3、FT4、TSH 应有 T3、T4 的升高，TSH 的下降。③甲状腺摄碘率增高并有高峰前移。④TRH 兴奋试验不能兴奋。⑤T3 抑制试验不能抑制。如果①②项已达到诊断标准，就不需要后 3 项的检查，如不典型病例应做①、②、③项检查。如仍不能明确诊断或涉及鉴别诊断应酌情做④、⑤项检查
甲亢诊断的注意事项	①有 TBG 升高者，如妊娠，不应做 TT3、TT4 的化验检查，因 TBG 的变化影响化验结果。②妊娠、哺乳期不应做同位素示踪检查，以免影响胎儿或婴儿的健康。③心肾功能不全者不应做甲状腺摄碘率和 TT3、TT4 检查。④近期内服用含碘食物和药物者不应做检查。⑤疑有冠心病、甲亢性心脏病者不宜做 T3 抑制试验，可做 TRH 兴奋试验代替

99. 甲亢的鉴别诊断有哪些

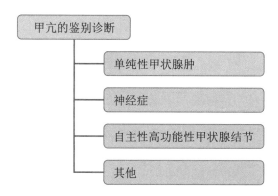

单纯性甲状腺肿	除甲状腺肿大外，并无高代谢综合征和体征。虽然有时摄碘率增高，但是 T3 抑制试验大多显示可抑制性血清 T3、γT3 均正常
神经症	无甲状腺功能的异常
自主性高功能性甲状腺结节	扫描时，放射性集中于结节处，而结节外放射性降低。经 TSH 刺激后重复扫描，可见结节外放射性较前增高
其他	结核病和风湿热常有低热、多汗、心动过速等症状。以腹泻为主要表现者常被误诊为慢性结肠炎。老年甲亢的表现多不典型，常有淡漠、厌食、明显消瘦，容易被误诊为癌症。单侧浸润性突眼征需与眶内和颅底肿瘤鉴别。甲亢伴有肌病者，需与家族性周期瘫痪和重症肌无力鉴别

100. 甲状腺肿大如何鉴别

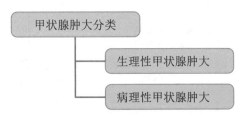

甲状腺肿大分类
生理性甲状腺肿大
病理性甲状腺肿大

生理性甲状腺肿大	在青春期或青春后期（包括妊娠期和哺乳期）发生的生理性代偿性甲状腺肿。这是由于机体内甲状腺激素的合成不能满足不断增加的生理需要，因此甲状腺呈代偿性肿大，一般不伴功能改变。此种类型甲状腺多为轻度或中度肿大，质地较软，或中等硬度，多无局部压迫表现，甲状腺功能检测是正常的，属于代偿性甲状腺肿，不是甲亢。因此，在上述生理情况下可适当增加含碘食物的摄入，可以有效避免生理性甲状腺肿的发生
病理性甲状腺肿大	临床上常见引起甲状腺肿大的疾病除甲亢外，尚有地方性甲状腺肿大、青春期甲状腺肿大、妊娠期甲状腺肿大、甲状腺腺瘤、癌性甲状腺肿大、急慢性甲状腺炎等
单纯性甲状腺肿与甲亢的鉴别	①症状与体征：单纯性甲状腺肿虽有甲状腺的肿大，但无甲状腺的血管杂音及震颤。除甲状腺明显肿大的压迫症状外，患者无 T3、T4 分泌过多所致的临床症状。②T3、T4、TSH 的检查：单纯性甲状腺肿患者血清 T4 正常或偏低，T3 正常或偏高，TSH 多正常或升高，上述化验情况与甲亢不同，甲亢时 T3、T4 明显升高，最少有一项升高，TSH 测定常低于正常。③摄碘率：单纯性甲状腺肿时，甲状腺摄碘率常增高，但无高峰前移，此点与甲亢不同，甲亢患者摄碘率不仅增高而且有高峰前移，即摄碘高峰在 24 小时以前出现。④TRH 兴奋试验：单纯性甲状腺肿时，下丘脑－垂体－甲状腺轴正常，故 TRH 兴奋试验呈可兴奋；而甲亢时，甲状腺功能呈自主性，故 TRH 兴奋试验不能兴奋。⑤T3 抑制试验：单纯性甲状腺肿患者 T3 抑制试验呈可抑制，抑制率＞50%；而甲亢患者不能抑制，抑制率＜50%
结语	甲状腺肿大是绝大多数甲状腺疾病的共同体征，但甲状腺肿大并非都是甲亢，因为有大约 10% 的甲亢患者甲状腺并不肿大，因此不能以甲状腺是否肿大作为判断甲亢的必备指标。所以，发现甲状腺肿大，要到医院请专科医生诊察，并做包括实验室检查在内的相关检查，以明确诊断，确定治疗方案

101. 毒性甲状腺腺瘤和毒性多结节性甲状腺肿的特征是什么

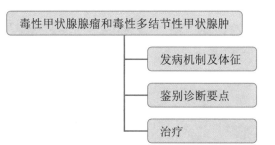

毒性甲状腺腺瘤和毒性多结节性甲状腺肿发病机制和体征表现	毒性甲状腺腺瘤（又称自主性功能亢进性甲状腺腺瘤）和毒性多结节性甲状腺肿，是甲状腺激素水平增高的较少见原因。与普通所见弥漫性甲状腺肿伴功能亢进者不同，高功能结节并非由促甲状腺素受体抗体的刺激引起，60%的腺瘤患者有 TSH 受体基因的突变，还有少数患者有 G 蛋白基因的突变，其他患者的病因不明。毒性多结节性甲状腺肿常见于 50 岁以上的长期合并非毒性多结节性甲状腺肿的老年患者，非毒性甲状腺结节由于未知原因变得功能自主，其产生甲状腺激素的功能不受 TSH 调控。结节可单个或多个，单个结节可有 2～3cm 大小，质地较韧。有时可有压迫气管及喉返神经的症状及体征。显微镜下结节可呈腺瘤改变。结节周围的甲状腺组织由于 TSH 受反馈抑制而呈萎缩性改变，对侧甲状腺组织常萎缩。毒性多结节性甲状腺肿患者甲状腺组织大小不等，严重肿大者可延伸至胸骨后
毒性甲状腺腺瘤和毒性多结节性甲状腺肿的鉴别诊断要点	患者临床表现常不典型，诊断有时有困难，甲亢症状一般较轻微，某些患者仅有心动过速、消瘦、乏力或腹泻、表情淡漠或抑郁的症状。实验室检查可见 TSH 被抑制，T3 及 FT3 水平显著升高，而 T4 及 FT4 水平升高程度较低，TSH 受体的抗体（TSI）及甲状腺过氧化物酶抗体（TPOAb）阴性，与 Graves 病相鉴别。放射性甲状腺显像对这两种病因造成的甲亢最具鉴别诊断意义，一些患者表现为不规则的放射性碘浓聚，而另一些患者表现为一个或多个显著的碘浓聚的热结节，结节间的甲状腺组织几乎没有碘的摄入。此时宜与先天性一叶甲状腺的扫描图像相鉴别，给予基因重组人 TSH10IU 刺激后重复扫描，周围萎缩的甲状腺能重新显示，对本病确诊最具意义
毒性甲状腺腺瘤和毒性多结节性甲状腺肿的治疗	放射性碘治疗是毒性甲状腺腺瘤和毒性多结节性甲状腺肿的治疗选择，适合于大多数患者。患者若甲亢症状明显，治疗前应以抗甲状腺药物治疗数周，以防甲亢症状加重诱发甲亢危象，或原有心脏病者引起心律失常。^{131}I 治疗剂量应较大，一般在每克甲状腺组织 150μCi 左右疗效满意。治疗后，周围萎缩的正常甲状腺组织逐渐重新恢复功能，故较少发生甲减。如果患者为年轻患者并孤立的甲状腺腺瘤。可以行手术治疗

102. 结节性甲状腺肿伴甲亢与弥漫性甲状腺肿伴甲亢有何不同

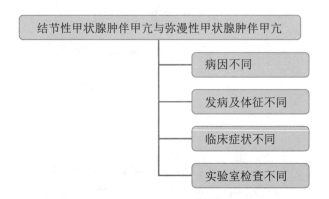

病因不同	目前认为结节性甲状腺肿伴甲亢的病因是由于部分甲状腺组织功能自主，不受 TSH 的调节，而其余的甲状腺组织仍保持正常的反馈调节机制。当自主功能的那部分甲状腺组织合成分泌过多的甲状腺激素，就导致了临床上的甲亢。此时，血液循环中甲状腺激素水平增高，垂体分泌的 TSH 减少，故其余正常的甲状腺组织的功能受 TSH 调节而处于抑制状态。结节性甲状腺肿伴甲亢目前认为不是自身免疫性疾病，故血清中无 TSAb。而弥漫性甲状腺肿伴甲亢目前认为是一种自身免疫性疾病，在 95%患者的血清中可检出 TSAb
发病及体征不同	结节性甲状腺肿伴甲亢多在多结节的基础上发生甲亢，发生甲亢前，结节性甲状腺肿已存在多年，故此病多见于 40～50 岁以上的患者，而且女性多见。而 Graves 病患者各年龄组均可发病，甲状腺呈弥漫性肿大，无结节。这两种甲亢都有甲状腺的肿大，但结节性甲状腺肿伴甲亢者，很少能听到甲状腺的血管杂音，也无震颤，而 Graves 病患者在肿大的甲状腺上下极常可听到甲状腺血管杂音并能触及震颤
临床症状不同	结节性甲状腺肿伴甲亢者起病大多缓慢，病情轻，临床症状常不典型，神经系统兴奋的症状常不明显，而以心血管系统的症状为主要表现，可有心动过速、心律失常（心房纤颤、期前收缩等）及心功能衰竭。部分患者可伴有消瘦及乏力。很少发生突眼。而 Graves 病可有不同程度的突眼

实验室检查 不同	结节性甲状腺肿伴甲亢者，甲状腺激素分泌过多的程度常较轻，故虽有血清 T3、T4 的升高但不如 Graves 病明显，而且常 T3 升高明显，表现为 T3 型甲亢。甲状腺摄碘率可增高或正常，一般无摄碘高峰前移，而 Graves 病摄碘率升高并有摄碘高峰前移。结节性甲状腺肿伴甲亢者甲状腺扫描放射性碘呈不均匀分布，可有热结节。热结节周围甲状腺组织的功能呈完全或部分抑制状态，表现为热结节周围甲状腺组织不显影或部分显影。如做 T3 抑制试验或 TRH 兴奋试验后再扫描，热结节功能无变化而周围甲状腺组织重新出现显像。弥漫性甲状腺肿伴甲亢者甲状腺的扫描放射性碘呈均匀分布

103. 都有甲状腺肿大的甲亢与甲状腺癌应怎样鉴别

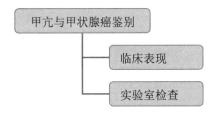

甲亢与甲状腺癌的鉴别	甲亢和甲状腺癌虽都可以引起甲状腺的肿大，但甲状腺癌多数呈结节性肿大，所以主要应与结节性甲状腺肿伴甲亢相鉴别。由于甲状腺癌大多数功能低于正常甲状腺组织，故原发性甲状腺癌引起甲亢十分罕见。基于上述理由，甲状腺癌一般来说无甲亢的典型临床表现，血清中 T3、T4 的水平正常，TSH 水平无减低，甲状腺摄碘率无增高也无高峰前移。所以根据临床表现及上述的有关实验室检查就可排除甲亢性甲状腺肿大。排除甲亢性甲状腺肿大后，进一步确定肿大的甲状腺是否由甲状腺癌所致。应当指出甲状腺结节大多数是良性，只有少数可能是癌

104. 如何诊断甲状腺癌

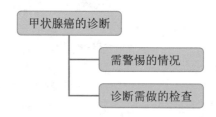

需高度警惕甲状腺癌的情况	如甲状腺有结节而颈部淋巴结肿大固定，男性发现有单个甲状腺结节，年轻人有大于 4cm 的单个结节，甲状腺结节单个而且质地坚硬，在服用甲状腺片抑制治疗后出现一个甲状腺结节或结节在增大等情况，应高度警惕甲状腺癌的存在
甲状腺扫描	可显示热结节、温结节、凉结节或冷结节，后两种结节发生恶性肿瘤的可能性大，尤其是孤立的冷结节要首先考虑癌。热结节及温结节发生甲状腺癌较少
甲状腺 B 超检查	发现结节后，尤其是冷结节应做 B 超检查，以确定是否是实质性结节。B 超发现的单个结节有 20% 为囊性，18% 为癌，51% 为腺瘤，11% 为非肿瘤
甲状腺 CT 检查	由于 CT 密度分辨率高，易于发现甲状腺病变，并对鉴别良性恶性有重要意义，所以怀疑甲状腺癌时，应做甲状腺 CT 检查
针吸活检和手术活检	该项检查有很高的诊断价值，在判定结节的良恶性上起着重要作用，可提供可靠的诊断依据

105. 突眼应如何鉴别

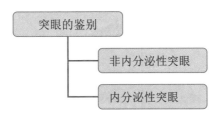

非内分泌性突眼	眼睛的某些局部病变可以引起突眼，如引起单侧突眼的眼眶内长肿瘤、眼球后出血、海绵窦或眼静脉血栓形成、颈动脉海绵窦，以及某些垂体瘤，其可引起双侧或单侧突眼。另一种原因是全身性疾病造成的突眼，多为双侧突眼，如肝硬化、慢性肺部疾病、尿毒症、库欣病、假性脑瘤、白血病眼眶内浸润等。以上各种非内分泌性突眼进行甲状腺功能检查一般都是正常的，甲状腺自身抗体阴性，甲状腺素片抑制试验正常
内分泌性突眼	又称为甲状腺相关性眼病或 Graves 眼病，是弥漫性甲状腺肿伴甲亢中的特殊表现之一。本病起病可急可缓，可为双侧也可为单侧。起病时与甲状腺功能并无一定的相关关系，症状出现可先于高代谢症群，也可在其之后，还可出现在甲亢的治疗过程中。在甲亢的治疗过程中，抗甲状腺药物的用量过大，甲状腺激素水平下降过低，同时又未及时加用甲状腺激素制剂常是突眼加重的原因。部分患者在手术治疗或放射性碘治疗后也会出现突眼加重，可能与上述临床经过引起的甲状腺抗原物质释放增多有关
结语	突眼有内分泌性突眼和非内分泌性突眼之分，因此有突眼并不一定是甲亢，因为有许多原因也会导致突眼，称为非内分泌性突眼，需要与内分泌性突眼加以鉴别。通过病史、体格检查和有关特殊检查，如眼底检查、X 线拍片、超声、CT、核磁共振等，可以鉴别

106. 内分泌突眼如何与非内分泌性突眼鉴别

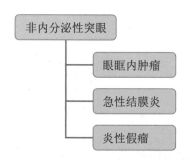

非内分泌性突眼
├ 眼眶内肿瘤
├ 急性结膜炎
└ 炎性假瘤

眼眶内肿瘤与甲亢突眼的鉴别	由于眶内肿瘤多属实质性占位病变，可致眼压增高、眼球外突，易与甲亢突眼单侧眼球突出相混淆。但眶内肿瘤所致突眼，一般无上睑肥厚或浮肿，无上睑退缩，轻压眼球时，有一定弹性感。甲亢突眼患者常伴甲亢，尿中 GAG 含量增高，而肿瘤不增高，必要时可做 B 超、CT 或 MRI 扫描明确诊断
急性结膜炎与甲亢突眼的鉴别	可引起睑结膜充血、水肿、畏光、流泪、异物感，易与早期或急性活动期甲亢突眼相混淆。但急性结膜炎无上睑退缩，属外眼疾病，无眼球突出，CT 检查无眼外肌增粗，而且经治疗容易恢复
炎性假瘤与甲亢突眼的鉴别	炎性假瘤可引起眼球突出，多为单侧，眼睑结膜充血、水肿及眼球运动障碍等，且 CT 可发现眼外肌增粗，易与甲亢突眼混淆。但炎性假瘤眶缘可能有肿物，一般无上睑退缩。CT 扫描可见眼外肌肌腹、肌腱均增大，而甲亢突眼眼外肌为梭形肿大，肌腱正常。炎性假瘤球后脂肪内可有密度增高的浸润块状影，形状不规则，边界不整齐、密度不均。此病原因不明，患者血中 IgM 增高，抗核抗体（ANA）阳性，可查见平滑肌抗体，一般不伴发甲亢
结语	突眼有内分泌性突眼和非内分泌性突眼之分，因此有突眼并不一定是甲亢，因为有许多原因也会导致突眼，称为非内分泌性突眼，需要与内分泌性突眼加以鉴别。通过病史、体格检查和有关特殊检查，如眼底检查、X 线拍片、超声、CT、核磁共振等，可以鉴别

107. 内分泌突眼与甲亢的临床关系怎样

```
内分泌性突眼与甲亢的临床关系
        └── 有共同的发病基础
        └── 病情之间不存在平行关系
```

内分泌性突眼与甲亢的临床关系	内分泌性突眼与弥漫性甲状腺肿伴甲亢都属自身免疫性疾病，有共同的发病基础，但是内分泌性突眼的严重程度与甲亢的严重程度无相关性，也就是说甲亢病情严重时，浸润性突眼不一定严重，甲亢病情轻，突眼也不一定就轻，故二者之间不存在平行关系。浸润性突眼可以在甲亢发生前出现，而此时甲状腺功能尚属正常，这也说明突眼与甲亢病情无关。浸润性突眼也可在甲亢发生后出现，有的甚至可以在甲亢治疗控制后数年或十余年后发生。还有一种情况是浸润性突眼与甲亢同时发生，但突眼程度与甲亢的轻重无明显关系。浸润性突眼本身可以是左右眼同时发病，也可以仅一侧发病，也可以左右眼球突度不一。浸润性突眼常伴有 Graves 病，说明两者有易于发生自身免疫的病理基础，但甲状腺功能正常也可发生浸润性突眼，又支持两者是各自独立的自身免疫性疾病
结语	临床体会：浸润性突眼的缓解与进展的情况与甲亢的治疗方案有一定的关系。浸润性突眼一般应首选内科治疗，采用小剂量抗甲亢药物控制甲亢，辅以糖皮质激素及甲状腺片治疗，有时可使浸润性突眼缓解。而采用甲状腺次全切除或甲状腺放射治疗有时使突眼加重，这可能与促甲状腺素释放增加有关。在内科治疗浸润性突眼伴甲亢时，一定要注意抗甲状腺药物剂量的调整，避免发生药物性甲减而使突眼加重

108. 怎样诊断甲状腺功能正常的 Graves 病

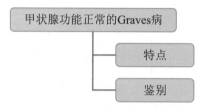

甲状腺功能正常的 Graves 病的特点	临床工作中常遇到突眼的患者，怀疑甲亢，可血清中 T3、T4 又正常，因此不能确定突眼的原因，也就是说不能确认是内分泌性突眼，这就涉及怎样诊断甲状腺功能正常的 Graves 病。内分泌性突眼可在 Graves 病之前、之中及之后出现。甲状腺功能正常的 Graves 病的概念是指无甲亢的临床表现，血清 T3、T4 正常，血清 TRAb 阳性及可能具有自身免疫性甲状腺疾病的其他体征，如 Graves 眼病的患者。这一类型的 Graves 病患者其特点是临床上既无甲亢的典型症状又没有血清甲状腺激素水平的异常增高，仅有 TRAb 阳性。但甲状腺功能并不是真正的正常，也有下丘脑-垂体-甲状腺轴调节的异常，抓住此点，就会有所突破，明确诊断。甲状腺功能正常的 Graves 病患者有 TRH 兴奋试验及 T3 抑制试验异常。TRH 兴奋试验呈 TSH 反应减低，即注射 TRH 后，TSH 的上升不及正常人或无反应。T3 抑制试验时，呈现不能被抑制，而正常人是可以抑制，抑制率＞50%。所以通过血清中 TRAb 测定阳性，血清中 T3、T4 正常，TRH 兴奋试验减低或 T3 抑制试验呈不能抑制，临床上又无甲亢的典型表现，就可确定为甲状腺功能正常的 Graves 病，其伴有的突眼是内分泌性突眼，当然要除外眶内肿瘤及其他因素所致的突眼才能最后明确诊断，此类突眼与自身免疫因素有关
甲状腺功能正常的 Graves 病的鉴别	甲状腺功能正常的 Graves 病需与甲亢缓解期的 Graves 病相鉴别。前者有 TRH 兴奋试验和 T3 抑制试验的异常，而后者有明显的甲亢病史，经治疗已缓解，而且 TRH 兴奋试验和 T3 抑制试验均正常

109. 桥本病甲亢阶段和桥本合并 Graves 病 如何鉴别

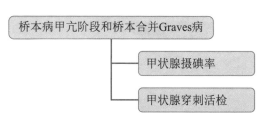

桥本甲亢与桥本合并 Graves 病	在桥本病发展过程中可有甲亢症状出现，称为桥本甲亢，发生率占桥本病的 20%～25%。其原因多数是甲状腺受炎性破坏，甲状腺激素释放入血增多所致，故甲亢表现为一过性，如受摄碘量和甲状腺炎症与修复的影响时，可反复出现甲亢或甲亢与甲减交替出现。少数桥本甲亢是因桥本病合并毒性弥漫性甲状腺肿所致，占桥本病的 0.3%～7.6%，患者甲亢可较长时间持续存在，可伴有典型毒性弥漫性甲状腺肿的表现如突眼和胫前黏液性水肿、血 TSI 阳性
两者鉴别点	一过性的桥本甲亢是炎症破坏导致甲状腺素漏出所致，虽有甲状腺毒症症状，TT3、TT4 升高，但甲状腺摄碘率降低，甲状腺毒症症状在短期内消失，甲状腺穿刺活检呈典型桥本甲状腺炎改变。而桥本病合并毒性弥漫性甲状腺肿者，有典型甲亢的临床表现和实验室检查结果，血清 TgAb 和 TPOAb 高滴度，甲状腺穿刺活检可见两种病变同时存在。当 TSAb 占优势的时候，表现为 Graves 病；当 TPOAb 占优势时，表现为桥本甲状腺炎和（或）甲减
结语	患者可以两种疾病中的任何一种起病，临床上也可以其中一种疾病的表现为主，例如甲亢症状可持续数月至数年，但由于甲状腺组织的不断被破坏，最终仍然发展为甲减。根据临床表现和实验室检查结果可加以鉴别

110. 自主性高功能性甲状腺腺瘤是怎样引起甲亢的，临床表现有何特点

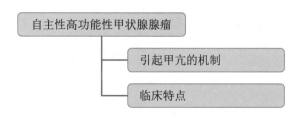

自主性高功能性甲状腺腺瘤引起甲亢的机制	又称为毒性单结节性甲状腺肿，是甲亢的一种特殊类型，该种类型甲亢的发生机制是由于这种甲状腺腺瘤的功能具有自主性，不受 TSH 的调节，而且随着腺瘤的逐渐增大，功能越来越强，分泌的甲状腺激素越来越多，故最终导致甲亢
自主性高功能性甲状腺腺瘤引起甲亢的临床特点	起病缓慢，多见于中老年女性，早期仅为小结节，随着结节的增大，功能增强，历时多年才出现甲亢的临床表现。甲亢的病情较轻，常不典型，有时仅某一系统症状为突出表现，常见的症状有心悸、乏力、消瘦及排便次数增加等。甲状腺肿大常为单结节，质地韧，无触痛，无甲状腺血管杂音，一般无突眼及胫前黏液水肿。甲状腺扫描可见一热结节，周围甲状腺组织的功能受抑制，给外源性 TSH 后，周围甲状腺组织可重新显影而热结节的功能无变化。甲状腺摄碘率正常或增高。T3 抑制试验呈不能抑制，手术后甲状腺瘤常有完整的包膜。自主性高功能性甲状腺瘤首选的治疗方案是切除功能亢进的腺瘤

111. 什么是亚临床甲亢

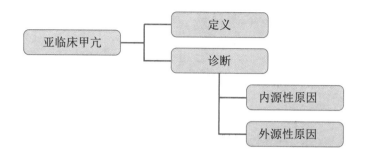

亚临床甲亢的定义	血清 TSH 水平低于正常值下限，TT3、TT4 在正常范围，不伴或伴有轻微的甲亢症状
亚临床甲亢的诊断	首先排除可引起血清 TSH 暂时降低的其他原因，如甲亢治疗过程，正常妊娠，以及应用呋塞米、糖皮质激素等药物，并且在 2～4 个月内再次复查，以确定 TSH 降低为持续性而非一过性。应做详细的甲状腺体检及影像学检查，测定 TgAb、TPOAb、TRAb，必要时进行甲状腺细针穿刺细胞学检查做出病因诊断
结语	亚临床甲亢临床症状多不明显或呈非特异性，易被忽略或归于神经衰弱或老年体衰。研究表明 TSH<0.3mU/L、TPOAb 阳性和甲状腺肿是发展为临床甲亢的危险因素

112. T4 型甲亢与假性 T4 型甲亢有何区别

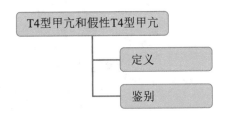

T4 型甲亢	血清中 TT4、FT4、FT4I 增高而 TT3、FT3 正常或偏低，这一类型的甲亢称为 T4 型甲亢。T4 型甲亢多发生在中年以上，一般情况较差的患者，具有甲亢的临床症状与典型甲亢无差异，TRH 兴奋试验呈不能兴奋。产生 T4 型甲亢是由于某种病因，使 T4 在外周组织中代谢异常，由 T4 转化为γT3 增多而转化为 T3 减少
假性 T4 型甲亢	又称为急性应激性甲亢，这一类型的甲亢有如下的特点：①同时患有其他急性或慢性全身性疾病。②无甲亢的临床表现，仅有血清中 TT4、FT4、FT4I 的增高，TT3、FT3 正常或减低，γT3 增高。③甲状腺摄碘率、TRH 兴奋试验均为正常。④原发病（急性疾病）控制后，短期以内 TT4、FT4、TT3、FT3 可恢复正常。能引起假性 T4 型甲亢的疾病有：全身性感染、急性传染病、肝炎、肝硬化、精神病、脑血管病、急性心肌梗死、心力衰竭、心律失常、呼吸系统感染、支气管哮喘、肾功能衰竭及恶性肿瘤等。这些疾病影响 T4 在外周组织的代谢，使 T4 转化为 T3 减少，而转化为γT3 增加，再加之各种全身性疾病缠身异常蛋白，因而发生甲状腺结合球蛋白的浓度变化，使甲状腺激素的代谢和血液中浓度出现异常
T4 型甲亢与假性 T4 型甲亢的鉴别	两者有相似的变化，如血清 TT4、FT4、FT4I 增高，TT3、FT3 正常或偏低，γT3 增高等，但两者亦有显著的不同，这也是重要鉴别点：①假性 T4 型甲亢无甲亢的临床表现，而 T4 型甲亢有。②假性 T4 型甲亢 TRH 兴奋试验正常，而 T4 型甲亢 TRH 兴奋试验不能兴奋。③假性 T4 型甲亢常有急性全身性疾病为原发病，而 T4 型甲亢常没有
结语	对于仅有血清 T4 的增高，而 T3 正常的患者，注意询问及观察有无甲亢的症状及其他急慢性疾病是很重要的，再加上必需的实验室检查，如 TRH 兴奋试验，T4 型甲亢是可以和假性 T4 型甲亢相鉴别的

113. 神经官能症怎样与甲亢鉴别

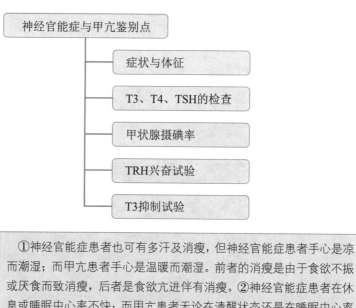

症状与体征	①神经官能症患者也可有多汗及消瘦，但神经官能症患者手心是凉而潮湿；而甲亢患者手心是温暖而潮湿。前者的消瘦是由于食欲不振或厌食而致消瘦，后者是食欲亢进伴有消瘦。②神经官能症患者在休息或睡眠中心率不快；而甲亢患者无论在清醒状态还是在睡眠中心率都是快的，常大于 100 次/分。③神经官能症患者也有神经精神症状，但手震颤是粗大而没有规律的；而甲亢患者手震颤是细小而有规律的。④神经官能症患者常无排便次数的改变，而甲亢患者有排便次数的增加。⑤神经官能症患者一般来说无肌无力及肌萎缩，而甲亢患者常有近身端肌无力及肌萎缩。⑥神经官能症患者可有甲状腺轻度肿大，但无甲状腺血管杂音及震颤，无突眼；而甲亢患者常有甲状腺血管杂音及震颤，Graves 病亦有不同程度的突眼
T3、T4、TSH 的检查	神经官能症患者血清 T3、T4、TSH 的测定基本正常；而甲亢患者血清 T3、T4 升高明显，而且 TSH 下降
甲状腺摄碘率	神经官能症患者可有摄碘率的增高，但不会有高峰前移；而甲亢患者可有摄碘率的高峰前移
TRH 兴奋试验	神经官能症患者 TRH 兴奋试验呈可兴奋，TSH 上升的数值大于基础值的 1~3 倍；而甲亢患者不受 TRH 兴奋，TSH 反而降低
T3 抑制试验	神经官能症患者下丘脑－垂体－甲状腺轴调节正常，所以 T3 抑制试验呈可抑制而甲亢患者呈不可抑制
结语	神经官能症患者的症状多种多样，有时很难与不典型甲亢鉴别，应用上面的五方面进行鉴别

114. 结核、肿瘤应怎样与甲亢鉴别

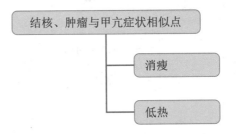

结核、肿瘤与甲亢的鉴别	结核、肿瘤的患者都可有消瘦与低热，有时需与甲亢所致的消瘦和低热相鉴别。这两种疾病都是全身性慢性消耗性疾病，除消瘦和低热外还各有其特点，如结核中毒症状，可有午后低热、乏力、盗汗、食欲减退等症状，当急性进展时可有高热。肺结核最常见，胸片可发现结核病灶，常伴有咳嗽、咯血等症状。肿瘤时，根据肿瘤病变的部位，常有相应的症状和体征，如食道癌常影响进食，胃癌亦有胃部症状等。而且与甲亢相比较，前两种疾病都无 T3、T4 分泌过多的症状，亦无高代谢的症状，甲状腺无肿大，无甲状腺血管杂音及震颤，无突眼。如果通过临床症状及体征不能与甲亢鉴别时，需借助实验检查来鉴别。甲亢患者血清 TT3、TT4、FT3、FT4 常升高，而结核和肿瘤 TT3、TT4、FT3、FT4 常正常或出现低 T3 综合征。甲亢有摄碘率的增高伴高峰前移，而结核和肿瘤的摄碘率正常，至少无摄碘率的高峰前移
结语	通过详细的询问病史及全面的体格检查，常能发现有鉴别诊断意义的线索，加上必要的辅助检查，结核与肿瘤所致的低热与消瘦是可以和甲亢所致的低热与消瘦相鉴别的

115. 什么是甲亢危象

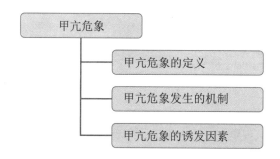

甲亢危象的定义	甲亢病情极度危重，危及患者生命的严重并发症。通常见于严重的甲亢者在合并其他疾病时，如：感染、败血症、精神应激和重大手术时，使机体处于应激状态，甲状腺激素的合成与分泌增加，大量的甲状腺激素作用于机体而诱发甲亢危象
甲亢危象发生的机制	大量甲状腺激素释放至循环血中，患者血中的甲状腺激素骤然升高，是引起甲亢危象的重要机制。在应激的情况下，由于交感神经系统和肾上腺髓质的兴奋性增强，儿茶酚胺释放增多，而甲状腺激素又加强了儿茶酚胺的作用，使甲亢病情急剧加重而诱发甲亢危象；甲亢时代谢亢进，皮质类固醇的代谢亦增快，长时间如此，造成肾上腺皮质贮备功能不足，所以在应激条件下，肾上腺皮质激素的分泌不能相应增加，不能满足机体的需要而诱发甲亢危象。实验室检查并不都伴有甲状腺激素水平显著增加，因此不能依据实验室检查判断是否是甲亢危象，甲亢危象的发生可能是由于全身疾病引起甲状腺结合球蛋白减少，使与蛋白质结合的激素过多转化为游离激素的缘故，另外可能同时合并的疾病引起细胞因子如肿瘤坏死因子-α、白介素-6 增高有关。此外，还与肾上腺素能活力增加，机体对甲状腺激素的适应能力降低所致的失代偿有关
甲亢危象的诱发因素	甲亢危象的发生多见于甲亢病情未完全控制的患者，其发生的诱发因素主要有：①各种感染，常见于呼吸系统的感染、泌尿系统的感染等。②手术，甲亢未控制情况下手术，术中的挤压，甲状腺激素的大量入血。此外亦见于剖腹产，人工流产，各种中、大型手术等。③过度的劳累。④严重的精神刺激。⑤妊娠与分娩。⑥放射性碘治疗。⑦急性心肌梗死。⑧突然停用抗甲状腺药。在这些甲亢危象的诱发因素中，占第一位的是各种感染，其次是手术和过度的劳累

结语	甲亢危象病死率很高，在 20% 以上，严重的甲亢同时合并其他疾病时，与甲亢危象之间很难区分，因此严重甲亢同时合并感染、败血症等其他疾病的患者如不能区分是否是甲亢危象，以及临床高度怀疑本症及有危象前兆者应按甲亢危象处理。并应在多方面着手避免危象的发生

116. 甲亢危象有何临床表现

```
甲亢危象的临床表现
    ├─ 甲亢危象先兆阶段
    └─ 甲亢危象阶段
```

甲亢危象先兆阶段的临床表现	甲亢危象先兆，此阶段是发生甲亢危象的前期，如不能及时发现及时治疗，就会发展为甲亢危象。甲亢危象前兆的临床表现如下：①发热，体温在 38～39℃。②心悸，心率在 120～160 次/分之间，可有心律失常、脉压增大等。③食欲不振，体重下降明显，可有恶心、呕吐、腹泻、肝功能异常。④全身乏力明显。⑤患者烦躁不安。甲亢患者出现上述症状时应想到有甲亢危象先兆的可能，采取相应的治疗措施。但并不是所有甲亢患者都先有甲亢危象先兆然后进入危象阶段，有的突然发病，就医时就已经是甲亢危象。此外，淡漠型甲亢的患者可无神经系统兴奋的症状，如患者无兴奋、烦躁不安等表现，反而表现为表情淡漠、嗜睡等，应多加注意，以免漏诊。此阶段，如能做到及时发现，积极治疗，常能使患者转危为安
甲亢危象阶段的临床表现	此阶段是病情极危重而危及生命的阶段，死亡率很高，其临床表现如下：①高热，体温超过 39℃，伴有大汗淋漓。②心悸，心率常大于 160 次/分，常有心律失常、心力衰竭。③患者厌食，有恶心、呕吐、腹泻、黄疸、肝功能异常的症状。④由于大量失水，所以患者有脱水、休克的临床表现。⑤患者极度烦躁不安，继而嗜睡或谵妄，最后进入昏迷状态。上述是甲亢危象的典型症状，但不是所有的甲亢危象患者都有上述症状，只要有部分症状就应想到甲亢危象的可能，提高警惕，严密观察及时治疗。淡漠型甲亢危象患者临床表现特殊，易于误诊，应多加注意

117. 什么是周期性瘫痪

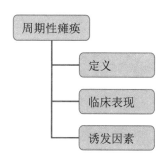

周期性瘫痪的定义	一组与钾离子代谢有关的肌肉疾病，临床上以反复发作的弛缓性瘫痪伴血清钾水平改变为主要特点，持续数小时至数周，发作间歇期完全正常。甲亢导致周期性瘫痪的主要原因是转移性低钾血症
低钾性周期性瘫痪的临床表现	多见于东方国家，以亚洲地区患者为多，青壮年发病多见，男性多于女性。发病的先兆可有肢体酸胀、疼痛或有麻木感，也可有口渴、出汗、尿量减少、面色潮红等症状。发病时间多在夜晚或早晨睡醒后，表现为四肢软瘫，肌肉无力常从双下肢开始，然后向上延伸到双上肢，两侧肢体是对称的，肌肉变软，张力减低，肌腱反射减弱或消失。患者神志清楚。发作可持续数小时至数日，发作频数个体差异很大
低钾性周期性瘫痪的诱发因素	饱餐、酗酒、过度劳累、剧烈运动、寒冷、感染、创伤、情绪激动，也有一些医源性因素，如注射胰岛素、皮质类固醇或大量输入葡萄糖
结语	周期性瘫痪的发生机制不明，不少患者发作时血钾减低，可能与过多的甲状腺激素促进 Na^+–K^+ 泵的活性，引起钾向细胞内转移有关，其诱发因素较多，既往有发作史的患者应合理安排自己的生活，尽量避免各种诱发因素

118. 周期性瘫痪如何分类和鉴别诊断

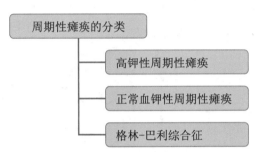

高钾性周期性瘫痪	发病年龄较早，发作多在白天，肌无力发作的时间较短，血钾含量升高，用钾后症状反而加重
正常血钾性周期性瘫痪	血清钾正常，补充钾后症状加重，给予钠盐后症状好转，进食大量碳水化合物不会诱发肌无力
格林-巴利综合征	起病相对较慢，有神经根痛及感觉障碍，可有颅神经损害，病程较长，在病史上少有反复发生。脑脊液可有蛋白-细胞分离
结语	周期性瘫痪尚需与躯体疾患引起的周期性肌无力鉴别，如原发性醛固酮增多症、甲状旁腺功能亢进、失钾性肾炎、肾小管性酸中毒、17α-羟化酶缺乏症以及药物性低钾和短期内失钾过多等

119. 什么是甲亢性肌病

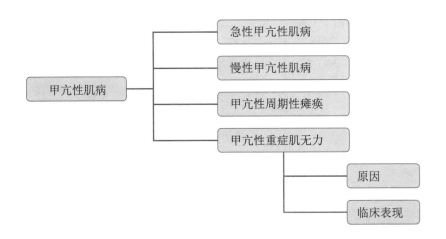

急性甲亢性肌病	又称甲亢伴急性延髓麻痹。该病罕见，发病机制不清，发病迅速，表现为进行性严重肌无力，患者在数周内可见说话、吞咽困难，发音障碍，复视及四肢无力，表情淡漠，抑郁，也可合并甲亢危象，发生呼吸肌麻痹时，可见呼吸困难，甚或呼吸衰竭，病势凶险
慢性甲亢性肌病	较多见，可发生于 80% 的 Graves 病患者。起病慢，肌病的发生可能由于过多的甲状腺激素作用于肌细胞线粒体引起氧化磷酸化脱偶联，发生肿胀变性。近端肌肉群主要由含线粒体丰富的红肌组成，故在本病中受累最早最重。早期最多累及近端肌群和肩或髋部肌群，其次是远端肌群，进行性肌无力，甚而肌肉萎缩。患者诉爬楼、蹲位起立及梳头动作困难，尿肌酸排泄增高
甲亢性重症肌无力的原因	甲亢患者发生重症肌无力的机会比普通人群高，但甲亢并不直接引起重症肌无力，可能两者先后或同时见于对自身免疫有遗传缺陷的同一患者中，各种感染常是其诱发因素。两者为自身免疫性疾病，免疫功能紊乱是两者常伴随发生的基础。患者体内可能产生了一些抗体，破坏了神经－肌肉接头的受体，导致神经－肌肉接头处信息传递障碍，使神经不能支配肌肉而产生肌无力
甲亢性重症肌无力的临床表现	根据受累部位分为眼肌型和混合型。眼肌型主要表现为复视和眼睑下垂，眼球运动障碍，睁眼困难。混合型除眼肌麻痹外，还有四肢肌肉无力、麻木，还可累及面部肌肉和呼吸肌，清晨或休息后症状减轻，下午或活动后症状加重
结语	患有甲亢性肌病时，应及时就诊，明确肌病的类型，采取相应的治疗，密切注意病情变化，以免发生呼吸肌麻痹，威胁生命

120. 什么是甲亢性心脏病

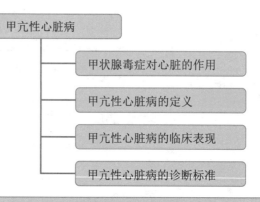

甲状腺毒症对心脏的作用	①甲状腺激素直接作用于心肌，增强心脏 β 受体对儿茶酚胺的敏感性，促进蛋白质合成；②直接作用于心肌收缩蛋白，增加心肌中 Na^+-K^+-ATP 酶活性，增加肌质网中的 $Ca^{2+}-ATP$ 酶的活性，增加肌球蛋白 ATP 酶活性，增强心肌的正性肌力作用；③继发于甲状腺激素的外周血管扩张，阻力下降，心脏输出量代偿性增加。上述作用导致心动过速、心脏排出量增加、心房颤动和心力衰竭。如果甲亢长期未能控制，增加的心房负荷引起心房增大，进一步出现患者房性心律失常；增加的心室前后负荷则引起心室肥大，同时由于长期的心动过速从而导致心力衰竭的发生。部分甲亢患者由于过多的甲状腺激素可直接作用于窦房结改变其节律，亦可由于心房、心室肥大，心肌缺血从而导致心脏传导系统的异常，从而发生各种心律失常；由于心脏收缩功能的增加，氧耗增加，使冠脉供血相对不足，特别在合并其他器质性心脏病的患者，可引起心肌缺血，以心绞痛为表现
甲亢性心脏病的临床表现	甲亢性心脏病是甲亢最常见的并发症之一，临床表现为心律失常、心脏扩大、心力衰竭等必备症状和体征。心绞痛和心肌梗死比较少见。心律失常以房性期前收缩和心房颤动多见，呈发作性或持续性，也可表现为阵发性心动过速、心房扑动或心律失常，大多属可逆性。在病程较长而严重的甲亢患者中，由于甲状腺激素的作用和可能原先存在心脏病可引起心脏扩大，如单纯由甲亢所致者，待甲亢控制后，心脏改变多可恢复正常，但也有少数患者可以遗留永久性心脏扩大，由于左心室扩大，引起相对性二尖瓣关闭不全，此时需与风湿性心脏病鉴别。在原先有器质性心脏病的甲亢患者中，心力衰竭是常见的并发症。在老年性甲亢患者中，心脏症状更为突出，常掩盖甲亢的症状，故在顽固性心力衰竭的患者中，应排除本病的可能性。在原先没有器质性心脏病的甲亢患者中，也可发生心力衰竭，甲亢控制后，这种改变多数可恢复正常

甲亢性心脏病的诊断标准	①确诊甲亢；②频发期前收缩，阵发性或持续性心房纤颤，心房扑动，心脏扩大或充血性心力衰竭；③排除冠心病、高血压性心脏病等其他原因的心脏病；④甲亢控制后上述心脏情况好转或明显改善。若临床表现不典型，诊断除参考上述标准外，如患者年龄大、无明显高代谢症状而伴有以下情况时，应考虑甲亢性心脏病的可能：①无法解释的心动过速；②原因不明的右心衰竭，洋地黄疗效不佳；③原因不明的阵发性或持续性心房纤颤，心室率快而不易被洋地黄控制；④患有器质性心脏病患者发生心力衰竭，常规治疗疗效欠佳者；⑤血压波动而脉压增大者
结语	甲亢性心脏病一般随着甲亢的治愈或控制，心脏病变可以消失，也可继续存在，甚至成为永久后遗症，如永久性的心脏增大。临床上许多人因心律失常就诊，甲状腺功能检查才发现甲亢，所以临床上心律失常患者甲状腺功能是必查项目

121. 甲亢性心脏病如何与风心病及冠心病相鉴别

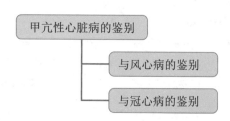

甲亢性心脏病与风湿性心脏病的鉴别	风湿性心脏病与甲亢性心脏病都可引起相同的心血管异常症状，如心悸、心律失常、心衰等，但两者的鉴别并无困难。首先从病史方面，甲亢一般无风湿热病史，而风心病患者详细询问病史，多有风湿热病史或反复链球菌感染的扁桃体炎或咽峡炎病史。甲亢患者首先出现高代谢的症状，同时伴有心悸症状，而风心病患者无高代谢症状而有心悸；甲亢患者常见神经系统兴奋性增高的临床表现，如手颤、神经过敏、性格改变易激动等，而风心病无这些症状；甲亢患者还可有排便次数的增加及慢性甲亢性肌病，而风心病患者无排便次数的增加及腹泻，无肌无力及肌萎缩。其次从体征方面，甲亢患者多有甲状腺肿大、甲状腺血管杂音、震颤及不同程度的突眼，而风心病患者一般无上述体征。甲亢性心脏病患者，于心尖部听诊仅可听到Ⅰ～Ⅱ级功能性吹风样杂音或有第一心音亢进；而风心病患者多有心瓣膜的损害，常常可听到二尖瓣、主动脉瓣的病理性收缩期或舒张期杂音，此点是与甲亢性心脏病鉴别的关键之一。最后实验室检查：如果从病史及体征方面未找到鉴别诊断的线索的话，可以进行实验室检查，可做血清 TT3、TT4 或 FT3、FT4 的检查及甲状腺摄碘率的检查。甲亢性心脏病患者 TT3、TT4 或 FT3、FT4 升高，摄碘率增高且高峰前移而风心病患者上述检查多在正常范围内
甲亢性心脏病与冠心病的鉴别	冠心病与甲亢性心脏病也可引起相似的心血管异常，如心律失常、心绞痛、心肌梗死及心衰等。由于老年患者可同时患有甲亢及冠心病，所以上述症状是很难区分是何者引起的。遇到这种情况首先要详细询问病史，先弄清是先有冠心病还是先有甲亢。如果先有冠心病，则认为上述症状主要是冠心病所致，甲亢使冠心病的病情加重。如鉴别有困难，可暂按甲亢性心脏病治疗，经治疗后，甲亢已治愈，则心律失常、心绞痛、心衰的症状随之好转或消失，则可确诊为甲亢性心脏病。如甲亢已治愈，上述症状仍然存在则确定为冠心病所致
结语	甲亢性心脏病时，可有心悸、心律失常、心脏扩大及心衰等症状。风湿性心脏病、冠心病也可以引起上述症状，有时尚需鉴别，但有时甲亢与冠心病的鉴别很困难，需试验治疗，最后才能做出正确的判定

122. 什么是甲状腺相关性眼病

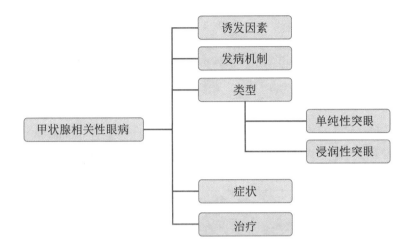

甲状腺相关性眼病的诱发因素	主要危险因素有甲状腺炎症、外伤、手术、功能异常、释放的抗原以及感染、辐射、恶性肿瘤等，另外吸烟与之有明确的因果关系，遗传因素在其中具有显著作用
甲状腺相关性眼病的发病机制	突眼的发病机制尚未完全阐明，目前认为和自身免疫因素有关，是细胞免疫和体液免疫联合作用的结果。突眼征一般认为系自身免疫性疾病，眶内组织可能与甲状腺存有共同的抗原决定簇，目前的研究发现 TSH 受体本身可能是突眼征的特异抗原，严重的突眼患者常有高滴度的 TRAb，并观察到 TRAb 的滴度与突眼的严重程度有关。其他还可能有一些抗原物质也参与其中。内分泌突眼征的发生还有 T 细胞介导的自身免疫参与。对患者的眼外肌内浸润的 T 细胞为 CD4$^+$和CD8$^+$，该种 T 细胞有识别眼外肌抗原的功能，能刺激 T 细胞增殖和产生移动抑制因子。约有半数患者存有抗体依赖性细胞介导细胞毒作用。突眼征患者 NK 活性多低下，故自身抗体生成亢进。在免疫因素的刺激下，局部的 T 淋巴细胞产生细胞因子如干扰素 γ，刺激成纤维细胞产生糖胺聚糖并在眼球外组织堆积，使眶内的脂肪细胞和肌细胞肿胀，最终可发生纤维化，影响肌细胞功能

甲状腺相关性眼病的类型	一类为单纯性突眼，也称非浸润性突眼，占本病的大多数，以轻度突眼、瞬目减少、上睑挛缩、睑裂增宽为表现，一般为双眼突出，有时为单侧突眼，患者无自觉症状，病因与甲状腺激素增多所致的交感神经兴奋性增高、眼肌紧张性增高有关。另一类为浸润性突眼，也称 Graves 眼病、甲状腺相关性眼病（TAO）或恶性突眼，是一种以眼睑水肿，眼球突出，眼睑挛缩，睑裂增大为主要临床表现的一种自身免疫性疾病，病因与眶后组织的自身免疫炎症反应有关
甲状腺相关性眼病的症状	以浸润性突眼征为主，主要表现有：①眼内异物感、胀痛、畏光、复视、斜视；②眼球显著突出，突眼度多超过 18mm，两侧多不对称；③眼睑肿胀，结膜充血水肿；④眼球活动受限，严重者眼球固定；⑤眼睑闭合不全，角膜外露而形成角膜溃疡、全眼炎，甚至失明
甲状腺相关性眼病的治疗	非浸润性突眼一般不需特殊处理，随着甲亢的控制突眼会有所缓解。对浸润性突眼的甲亢治疗的过程中采用小剂量抗甲状腺药物缓慢控制甲亢症状，同时及时适量地加用甲状腺制剂有助于改善突眼的症状。突眼严重者不宜行甲状腺手术治疗，采用放射性碘治疗也须慎重。突眼者还应注意避免吸烟，吸烟可导致突眼加重。浸润性突眼以对症治疗、减少并发症综合治疗为主。综合治疗分保守治疗和手术治疗两类。保守治疗包括激素治疗、小剂量化疗、局部放疗，手术治疗包括眼睑回缩矫正、复视矫正和眼眶减压术
结语	实际上甲状腺相关眼病和甲亢可以同时发生，也可单独存在，一部分甲亢患者甲状腺功能恢复正常后，由于垂体–甲状腺轴的功能异常，或者本身由于自身免疫因素仍然有可能出现眼病，眼球突出反而加剧。有甲状腺相关性眼病的患者一定要及时就医，不要贻误病情

123. 甲状腺相关性眼病如何分级

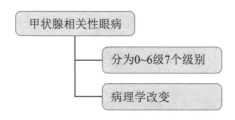

甲状腺相关性 眼病的分级	考虑到良性与恶性突眼的动态变化和重叠交叉特点，将甲状腺相关性眼病分为 0～6 级 7 个级别：0 级无症状或体征；1 级仅有体征，无症状，体征仅有上睑挛缩、凝视，突眼度在 18mm 以内；2 级软组织受累，有症状和体征；3 级突眼度大于 18mm；4 级眼外肌受累；5 级角膜受累；6 级视力下降，视神经受累。在这一分级系统中，第 0～1 级代表无眼病或眼病轻微；2～6 级说明病变较重。此系统方便记忆，但对突眼无明确分级，对其他眼征亦无描述或分级。为了更准确地观察病情变化，还应精确测量睑裂宽度、眼球突出度、眼球活动度（眼外肌功能）、眼眶内压力、视野和视力等
甲状腺相关性 眼病的病理学 改变	仅有良性眼病时常无异常病理改变。在浸润性突眼患者中，球后组织中常有脂肪浸润，脂肪组织及纤维组织增多，黏多糖沉积与透明质酸增多，淋巴组织及浆细胞浸润；眼肌纤维增粗，纹理模糊，脂肪增多，肌纤维透明变性、断裂及破坏，肌细胞间的间质组织和脂肪结缔组织间有大量葡胺聚糖堆积，伴结膜周围淋巴细胞浸润和水肿。T 淋巴细胞仅在眼病的早期起主要作用，但 HLA－DR 抗原表达发生于瘤性变化的全过程中。因此，早期的病变可能以 T 淋巴细胞作用为主，后期则以成纤维细胞的作用为突出而导致纤维组织增生和纤维化
结语	甲亢突眼是弥漫性甲状腺肿伴甲亢中的一种特殊表现，是一种器官特异性自身免疫性疾病，其发病机制尚未完全清楚，目前普遍认为与遗传、自身免疫以及环境有关。在遗传因素方面，本病有家族簇现象，且女性多发，人类细胞相容性抗原（HLA）与突眼有密切的关系，伴有突眼的甲亢患者中 HLABgDR3 位点阳性则明显多于无突眼的甲亢患者。由此看来，遗传因素在甲亢突眼的发生中也不容小觑

124. 什么是局限性黏液性水肿

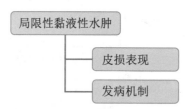

局限性黏液性 水肿定义	局限性黏液性水肿是自身免疫性甲状腺疾病的甲状腺外症状之一，多见于 Graves 病患者。皮肤损害常和浸润性突眼并存或先后发生，可伴或不伴甲亢。皮损好发于胫前，也可见于手足背及头面部，患处常呈对称性，大小不等，稍高出皮面，增厚、变粗，和正常皮肤分界清晰。一般无自觉症状，偶有瘙痒、微痛和色素沉着，时间较长者因摩擦皮损处可有毛发生长
局限性黏液性 水肿皮损	早期皮肤增厚、变粗，有广泛大小不等的棕红色或红褐色、暗紫色突起不平的斑块或结节，边界清楚，直径 5～30mm 不等，皮损周围表皮薄而紧张，可有毛囊角化，可伴感觉过敏或减退，或伴痒感，后期皮肤粗厚，如橘皮样或树皮样，皮损融合，有深沟，覆以灰色或黑色疣状物，下肢粗大似象皮腿
局限性黏液性 水肿发病机制	其发病机制尚不完全清楚，但一般认为和免疫功能障碍有关，患者皮肤的成纤维细胞上具有促甲状腺素受体样免疫活性蛋白，自身抗体作用促使成纤维细胞增生、功能活跃，合成氨基葡聚糖增多，并局部沉积而引起局部黏液性水肿。该病多发生于双侧胫骨前，病情与甲状腺激素水平无关
结语	甲亢患者皮肤往往光滑细腻，缺少皱纹，触之温暖，颜面潮红，部分患者面部和颈部可呈红斑样改变，触之褪色，尤以男性多见。部分患者色素减退，出现白癜风、毛发脱落或斑秃。少数尚可见到肢端软组织肿胀，呈杵状，掌指骨骨膜下新骨形成（肥皂泡样），以及指或趾甲的临近游离缘和甲床分离，称为指端粗厚症，亦为 GD 的特征性表现之一。部分患者在甲亢控制后此病自然缓解，但部分患者只能好转，局部无特殊有效治疗

125. 甲亢合并肝脏损害的诊断要点有什么

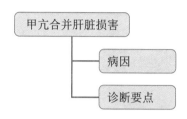

甲亢合并肝脏损害的病因	①肝脏是甲状腺结合球蛋白及甲状腺激素代谢的重要场所,肝损害与甲亢病情、病程、并发症相关。②甲状腺激素的直接肝脏毒性作用致肝脏代谢负担加重,肝脏营养不良。③甲亢性心脏病导致肝瘀血、肝细胞缺氧坏死
甲亢合并肝脏损害的病理改变	肝脏瘀血,肝细胞脂肪变性,中心性或局灶性坏死、肝实质萎缩乃至肝硬化
甲亢合并肝脏损害的临床特点	①一般无临床症状,严重可有黄疸、肝脾肿大、肝区触痛等。②实验室检查:肝功能异常,ALP、ALT、AST 增高;血清胆红素增高,以直接胆红素增高为主;白蛋白可降低,白蛋白与球蛋白比例倒置
结语	治疗上控制甲亢是关键,可应用抗甲状腺药物或 ^{131}I 治疗,对于肝损害严重者可先应用 β 受体阻滞剂等药物对症治疗,病情稳定后再应用其他治疗方案;积极治疗甲亢性心脏病、甲状腺危象等并发症;加强保肝治疗;加强支持治疗,充分休息,补液,补充维生素 B 族、C 等

126. 甲亢性腹泻与慢性结肠炎性腹泻如何鉴别

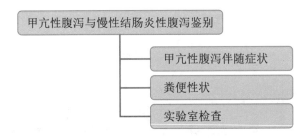

甲亢性腹泻	甲亢时，由于过多的甲状腺激素作用于肠道，使肠道的蠕动加快，所以甲亢患者可出现排便次数的增加，严重的甲亢患者，特别是老年甲亢患者甚至可出现顽固性腹泻。据报道，甲亢性腹泻的发生率约 8% 左右，此时需与慢性结肠炎所致的腹泻相鉴别
甲亢性腹泻与慢性结肠炎性腹泻鉴别	甲亢患者不只是有腹泻的单一症状，还伴有其他的临床表现，如多汗，多食而消瘦，心悸，精神紧张易激动，脑力工作能力下降，肌无力及近身端肌萎缩，以及性方面的变化等；而慢性结肠炎在临床上仅表现为腹痛或腹泻，无上述甲亢的临床表现。此外，在体征上甲亢患者常有甲状腺肿大，甲状腺血管杂音、震颤及突眼等体征，这也是慢性结肠炎所没有的。两者虽然都可有腹泻，但亦有区别。从粪便的性状方面，甲亢患者腹泻粪便常呈糊状，便中多为不消化的食物，很少为水样便；而慢性结肠炎患者，可有水样便，但更多的是黏液样便和脓血便，此点对鉴别有重要意义。此外，X 线钡餐胃肠透视或结肠纤维镜检查可发现结肠的病变而确立诊断。最后要提及的是慢性结肠炎患者血清 TT3、TT4 或 FT3、FT4 检查是正常的，此点与甲亢不同

127. 嗜铬细胞瘤患者也有交感神经兴奋的临床表现，应怎样与甲亢相鉴别

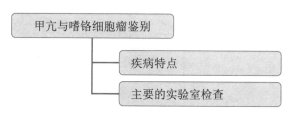

嗜铬细胞瘤与甲亢的相似点	嗜铬细胞瘤 80%～90% 位于肾上腺，由于间歇性或持续性释放大量儿茶酚胺，在临床上以阵发性高血压或持续性高血压阵发性加剧为主要表现的一种疾病，在临床上有交感神经兴奋及高代谢的临床表现，有时需与甲亢鉴别。嗜铬细胞瘤，由于释放大量的儿茶酚胺从而使代谢亢进，糖及脂肪分解增加，基础代谢率增高，常在 +20%～+40%，个别的甚至达 +100% 而酷似甲亢。由于产热多于散热，轻者有低热，重者可发生高热。由于糖及脂肪代谢的紊乱，患者可有消瘦。所以从代谢的角度看，患者有基础代谢率的增高、多汗、消瘦、怕热、低热及糖耐量异常等症状。这些很像甲亢的症状。此外，由于儿茶酚胺释放过多，患者也可出现多汗、心悸、心律失常、精神紧张、焦躁不安等交感神经兴奋的症状，此症状亦与甲亢相似
甲亢与嗜铬细胞瘤的鉴别	嗜铬细胞瘤虽有代谢的亢进及交感神经兴奋的临床表现，但这些表现具有阵发性，而且有阵发性高血压或持续性高血压阵发性加剧的特点，而且发病时病情常较危重，如处置得当，能很快缓解，这种表现甲亢患者是没有的，而且嗜铬细胞瘤的特殊实验室检查可发现血中儿茶酚胺升高，尤其是发作时。此外，发作后尿中香草基杏仁酸（VMA）增高。嗜铬细胞瘤的患者无甲状腺肿大，无甲状腺血管杂音，无突眼，血中 TT3、TT4、FT3、FT4 正常，甲状腺摄碘率也正常。甲亢患者虽可有脉压增大，收缩压升高，但较稳定，无阵发性高血压，也无持续性高血压阵发性加剧的特点。此时细致观察甲亢患者有心率较快及多汗情况，心率常常是一直较快，而不是呈阵发性，多汗情况也是如此，而且甲亢还有甲状腺肿大、有血管杂音及突眼等特点，实验室检查 TT3、TT4 或 FT3、FT4 升高，摄碘率增高并有高峰前移，血中儿茶酚胺含量正常，尿 VMA 正常

128. 甲亢与围绝经期综合征如何鉴别

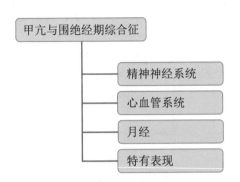

精神神经系统	甲亢患者表现为容易兴奋激动、急躁好动、易怒、常失眠、手震颤。围绝经期综合征表现为烦躁易怒、抑郁、注意力不集中与记忆力减退等
心血管系统	甲亢表现为怕热多汗，心悸，气促，稍活动即明显加剧，心动过速等。围绝经期综合征表现为潮热、多汗、胸闷、气短、心慌、血压升高等
月经	女性甲亢患者表现为月经减少，周期延长甚至闭经。更年期患者则表现为月经紊乱，有的月经量减少，时间缩短，周期延长直到完全绝经；亦有经期间隔缩短，经量增多，阴道不规则出血直到绝经
特有表现	甲亢患者的特有表现为突眼、食欲亢进、甲状腺肿大、大便次数增加、消瘦、脉压增大、两手和舌体会有震颤。更年期综合征的特有表现为腰酸背痛，膝关节疼痛，尿频或尿失禁，子宫、输卵管、卵巢组织萎缩，皮肤干燥、弹性消失
结语	甲亢与围绝经期综合征除上述症状表现外，再辅以化验甲状腺功能、性激素及促性腺激素等，不难鉴别

129. 甲亢与糖尿病如何鉴别

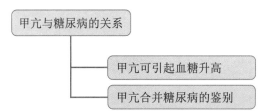

甲亢与糖尿病的关系	可同时发病，也可先后发病，早期临床表现有许多相似体征，可相互掩盖，易造成漏诊、误诊
甲亢引起血糖升高	甲亢时血糖升高是由于甲状腺激素可以使肝糖原分解加速，并促使肠道对葡萄糖的吸收增加，胰岛素降解加速，机体对胰岛素的敏感性降低，引起糖耐量减低，而不发生明显的糖尿病。甲亢患者在口服葡萄糖耐量试验中血糖升高的特点主要表现为其空腹血糖可以正常或者增高，但高峰多在 30～60 分钟，很少延长至 2～3 小时。甲亢经治疗后甲状腺功能恢复正常时，糖耐量一般随之恢复正常，血糖趋于正常
甲亢合并糖尿病的鉴别	通过口服葡萄糖耐量试验可协助诊断甲亢是否合并糖尿病还是暂时糖代谢紊乱引起的血糖升高，前者 2 小时血糖≥11.1mmol/L，后者血糖高峰多在 30～60 分钟，很少延长至 2～3 小时。甲亢引起的血糖升高在甲亢经正规治疗后一般随之恢复正常，但糖尿病必须坚持长期正规治疗
甲亢合并糖尿病的治疗	同时治疗甲亢和糖尿病，甲亢可应用抗甲状腺药物、^{131}I 和手术治疗，轻症糖尿病可应用口服降糖药治疗，重者应用胰岛素治疗，积极补充蛋白质、维生素等，加强支持治疗
结语	甲亢与糖尿病的发病机制均存在遗传因素，两者也有着共同的免疫学基础，两者均可受到病毒、饮食、环境、情绪等因素的影响，因此，同时患有甲亢和糖尿病的患者还应该警惕其他自身免疫性疾病如重症肌无力、类风湿性关节炎、原发性血小板减少性紫癜等，另外脂代谢紊乱和高血压等疾病也应注意

130. 甲亢按发病年龄段分为几种

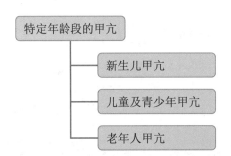

特定年龄段的甲亢	按发病年龄分类，甲亢可分为新生儿甲亢、儿童及青少年甲亢、老年人甲亢。其中老年人甲亢主要是淡漠型甲亢
新生儿甲亢的类型	有两种类型：第一型较为常见，由于母亲妊娠时患有甲亢或桥本病，其体内有引起甲亢的抗体，在怀孕期间可通过胎盘进入胎儿体内，使新生儿生下来就有甲亢，有的可延迟到生后几周或更长时间发病。一般在生后 6～12 周可自然减轻或恢复正常。患甲亢的母亲在孕期服抗甲状腺药物，药物通过胎盘进入胎儿体内，甲状腺激素合成降低，新生儿甲亢在出生后 3～4 天表现出来，如果怀孕母亲的体内还同时存在甲状腺抑制抗体，新生儿甲亢症状可延迟至出生后数周出现。一般采用抗甲状腺药物辅以普萘洛尔治疗。第二型较少见，是由于促甲状腺激素受体（TSHR）基因突变引起的，TSHR 结构的变异，使受体始终处于被激活的状态，造成持续甲亢和弥漫性甲状腺肿大。症状可在婴儿早期出现，母亲在妊娠时未必一定有 Graves 病，但常有阳性家族史，此型患儿甲亢表现不能自行缓解，患儿常有颅骨缝早期融合，智力障碍等后遗症。治疗同第一型
儿童及青少年甲亢的特点	儿童甲亢症状表现存在着个体差异，一般也没有成人表现的严重，症状是逐步发展的，从发病到诊断通常在 6～12 个月内，女孩与男孩的发病比例为 6∶1
儿童及青少年甲亢的临床表现	最早的征象可以是情绪失调伴有活动过多、容易激惹、易争吵、急躁，甚至哭泣，上课思想不集中，也有表现多动，不安静，有时手舞足蹈。前臂伸展的时候可见手指有细微的颤抖，有食欲亢进但体重下降，大便次数增多稀薄。甲状腺大多数为轻中度肿大，少数可不肿大。

儿童及青少年甲亢的临床表现	大多数有眼球突出表现，但不严重。眼睛睁得很大，瞬目减少，凝视，眼球内侧聚合不佳，眼向下看的时候，上眼皮因后缩而不能跟随眼球下落；皮肤温暖、发红、潮湿、汗多；常心率增快、心慌；有些病儿可听到心脏收缩期杂音。肌力减弱在儿童不常见，但严重时也可跌倒。严重的症状如呼吸困难、心脏增大、心力衰竭、心律失常很少见。甲亢危象很少发生，表情淡漠、倦怠和极度衰弱等甲亢危象在儿童更加少见。实验室检查可见血中 T4、T3 和 FT3、FT4 增高，促甲状腺激素（TSH）降低到正常水平以下
老年甲亢的特点	由于老年人机体生理变化，甲亢的症状常不典型，具有以下特点：①起病缓慢、隐匿，而且无甲亢的典型症状，所产生的症状及体征与衰老的表现相混杂，故不易诊断。②甲状腺与突眼：老年甲亢患者约 1/3 无甲状腺肿大，就是有，也是轻度甲状腺肿大，且多为结节性；甲状腺血管杂音及震颤亦少见，仅见于 1/4 甲状腺肿大者。老年甲亢一般无突眼。③常有典型的高代谢症状及神经兴奋性增高的症状，而常以某一系统的症状为突出表现而易误诊。④心血管系统：以心血管系统异常为主者，易误诊为心脏病。心率多不快，常在 100 次/分以下，可能与老年人心脏肾上腺能受体数目随年龄增大而减少有关。但老年甲亢患者易出现心律失常、心房纤颤、期间收缩及心绞痛、心力衰竭等。约 80%的老年甲亢患者有心血管异常症状。⑤消化系统症状：老年患者食欲不振、消瘦较为常见。以该系统症状突出者还可有腹泻、便秘、腹胀、腹痛、恶心、呕吐等症状，易误诊为消化道疾病。⑥神经系统症状：无典型甲亢神经兴奋性增高表现，而常表现出抑郁。⑦实验室检查常表现为 T3 型甲亢或 T4 型甲亢
结语	各种年龄段的甲亢有各自的特点，检诊时要注意想到甲亢的可能，尽快行甲状腺功能检查，以免漏诊。另外母亲患有甲亢的孩子在出生时和生后 3 个月内应每月到医院详细检查

131. 什么是淡漠型甲亢

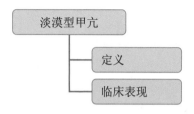

淡漠型甲亢的定义	典型的甲亢患者常有多汗、怕热、食欲亢进、心悸等症状，以及有神经系统兴奋性增高的神经精神症状，如情绪不稳定，自控力差、急躁、失眠、易激动、多汗多动等表现，而有一种类型的甲亢患者与上述甲亢的症状相反，而表现为神经系统受抑制，如表现淡漠、抑郁、少言少动、嗜睡，以及食欲不振、少汗、怕冷等症状。临床上把有这种临床表现的甲亢称之为淡漠型甲亢。淡漠型甲亢的发生与甲亢长期未得到合理治疗而致机体各系统机能的失代偿，神经系统对甲状腺激素不敏感及儿茶酚胺耗竭等因素有关
淡漠型甲亢的临床表现	本型甲亢多见于中老年人，女性多见。神经系统：无甲亢神经兴奋性增高的表现，反而表现为表情淡漠、抑郁、反应迟钝、行动迟缓、寡言少动、少激动、嗜睡，严重者可有木僵及昏迷。心血管系统：患者心率轻度增快，很少超过110次/分，但常有心律失常，尤以阵发性或持续性心房纤颤最多见，亦有心脏扩大和心力衰竭，老年患者可合并心绞痛，心肌梗死伴有心衰和心律失常，易与冠心病相混淆。消化系统：患者常有食欲不振、恶心，甚至厌食，消瘦明显，甚至达到恶病质状态。有的患者亦可有腹泻、腹痛。皮肤、肌肉改变：面容憔悴，皮肤少汗、干冷、起皱。肌肉消瘦而无力，常有近身端肌无力及肌萎缩，有时亦可有眼肌麻痹。眼征：一般无突眼，但可有凝视、眼睑下垂等症状。甲状腺常呈轻度肿大，或有结节。甲状腺摄碘率轻度增高，血清T3、T4水平增高，但不如典型甲亢升高的明显
结语	淡漠型甲亢易被误诊为精神病、冠心病、消化道疾病，故应提高对该种类型甲亢的识别能力。只要掌握该病的特点，再加上甲状腺功能的检查，常能做出正确的诊断

132. 什么是隐匿型甲亢

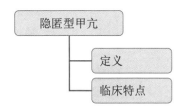

隐匿型甲亢的定义	隐匿型甲亢是指临床上无甲亢典型临床表现，或以某一系统症状为突出表现的甲亢
隐匿型甲亢的临床特点	甲状腺无肿大或仅轻度大，无突眼，无明显的高代谢症群。其发病男多于女，而且发病年龄较大。常需借助于实验室检查才能明确诊断。该类型甲亢常以某一系统症状为主，临床上分为多种亚型，但以心血管系统、消化系统及神经精神系统较为多见
隐匿型甲亢的临床表现	隐匿型甲亢的心血管型患者，以心血管系统的症状为主要表现。患者常诉说"心跳、心慌"自以为患了心脏病而就医。临床上检查可发现阵发性或持续性心动过速，心率＞100次/分，也可有心房纤颤、期前收缩、心脏扩大、心力衰竭、脉压增大、高血压、心绞痛以及心肌梗死等症状。听诊可发现心尖部第一心音亢进以及Ⅰ～Ⅱ级收缩期吹风样杂音，心电图可显示窦性心动过速或心律失常以及 ST−T 改变，临床上易误诊为高血压心脏病、冠心病、风心病、心肌炎等。隐匿型甲亢的胃肠型患者，以消化系统的症状为主要表现，常见的症状有食欲不振、恶心、呕吐、腹痛及腹泻，大便可以是糊状便或稀水样便，每日排便数次至十几次不等，但便中无脓血，所以易误诊为胃肠炎、痢疾等。少数患者呕吐及腹痛明显也可能误诊为急腹症而手术。隐匿型甲亢的精神型患者以神经系统兴奋性极度增高为表现，出现精神异常，极度兴奋，暴躁易怒，失眠，多言多动，不能控制，还有的患者神经过敏，出现幻觉、幻听、妄想，还有的患者可发展为兴奋性躁狂。上述精神症状极易误诊为精神分裂症而被送往精神病医院诊治
结语	当以某一系统症状为主要表现时，只要详细询问病史，认真细致的查体，常会发现甲亢的某些证据，再加上必要的实验室检查，多数患者还是可以明确诊断的。隐匿型甲亢关键是对该病有警惕性，遇有原因不明的心动过速、心律失常、心衰及原因不清的腹泻、腹痛等症状时，要想到甲亢的可能

133. 甲亢的治疗方法有哪些

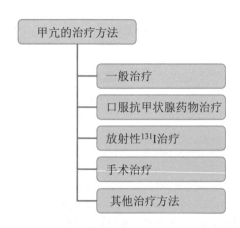

一般治疗	适当休息，注意补充足够热量和营养，包括糖、蛋白质和 B 族维生素等。精神紧张、不安或失眠较重者，可给予安定类镇静剂。抗氧化剂和营养支持治疗对甲亢患者的恢复有益。心理治疗也非常重要，特别是在甲亢症状缓解后
口服抗甲状腺药物治疗	包括硫脲类如甲硫氧嘧啶（MTU）和丙硫氧嘧啶（PTU）及咪唑类如甲巯咪唑（他巴唑，MMI）和卡比马唑（CMZ）
放射性 ^{131}I 治疗	利用甲状腺高度摄取和浓聚碘的能力及 ^{131}I 释放出 β 射线对甲状腺的生物效应，破坏滤泡上皮而减少甲状腺激素分泌
手术治疗	适用于中重度甲亢患者长期服药无效，停药后复发，或不愿长期服药者；甲状腺巨大，有压迫症状者。胸骨后甲状腺肿伴甲亢等；结节性甲状腺肿伴甲亢者，疑似与甲状腺癌并存者，儿童甲亢用抗甲状腺药物治疗效果差者。治愈率可达 95% 左右，复发率为 0.6%～9.8%
其他治疗方法	锂制剂，如碳酸锂可以抑制 TRAb 与配体的作用，从而抑制甲状腺激素分泌，并不干扰放射性碘的聚集，对抗甲状腺药物和碘剂过敏的患者可以每 8 小时 1 次地用 300～400mg 碳酸锂来暂时地控制甲亢症状，但因其不良反应较明显，可以导致肾性尿崩症、精神抑制等，故临床较少应用；碘番酸，每天 1g，疗程 2～3 个月，此类药物可以抑制 T4 转化为 T3，从而使 T3 水平迅速下降，由于有碘从化合物中释出，T4 水平也可以下降，此类药物使用过久，其抗甲状腺效应即可脱逸；过氯酸钾，具有过氯酸离子，可以竞争性地抑制甲状腺的碘转运，剂量每天限于 1g，短时间使用可以避免其严重的毒性作用，如骨髓再生障碍和胃溃

其他治疗方法	疡，此药特别是对于碘甲亢有效，造血功能不良者与胃溃疡患者禁用，用药期间应密切随访，仔细监测血象；地塞米松可以抑制甲状腺激素分泌和外周组织 T4 转换为 T3；β 受体阻断剂可以迅速阻断儿茶酚胺的作用，改善甲亢患者的心悸、烦躁、多汗、手抖等交感神经系统兴奋的症状；普萘洛尔即心得安还能抑制外周组织 T4 转换为 T3，通过独立的机制（非肾上腺素受体途径）阻断甲状腺激素对心肌的直接作用，因此常常作为辅助治疗的药物或应用于术前准备，尤其是应用在较重的甲亢或心悸等症状较重的患者中，常用普萘洛尔，每天 30～60mg，分 3～4 次，但哮喘或严重心衰以及有低血糖倾向者禁用。中医很早就有对甲亢的描述，属于"气瘿"或"忧瘿"，在临床辨证论治中多以滋阴清热、疏肝理气、清肝泻火、理气化痰为主，而采用不同的方剂治疗
结语	甲亢的治疗应根据患者的年龄、性别、病情轻重、病程长短、甲状腺病理、有无其他并发症或合并症，以及患者的意愿、医疗条件和医师的经验等慎重选用适当的治疗方案

134. 甲亢口服药物治疗的适应证有哪些

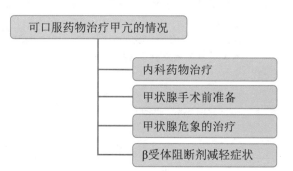

内科药物治疗	适用于轻症和不宜手术治疗或 131I 治疗者，如儿童、青少年及术后复发而不适宜 131I 治疗者。开始治疗给大剂量以对甲状腺激素合成产生最大抑制作用。经 1~3 个月后症状明显减轻，当基础代谢率接近正常时，药量即可递减，直至维持量，疗程 1~2 年
手术前准备	为减少甲状腺次全切手术患者在麻醉和手术后的合并症，防止术后发生甲状腺危象。在手术前先服用硫脲类药物，使甲状腺功能恢复或接近正常，然后于术前 2 周加服碘剂，以利手术进行及减少出血
甲状腺危象的治疗	甲状腺危象的患者可因高热、虚脱、心力衰竭、肺水肿、电解质紊乱而死亡。此时除主要应用大剂量碘剂和采取其他综合措施外，大剂量硫脲类可作为辅助治疗，以阻断甲状腺激素的合成
β 受体阻断剂	其不干扰硫脲类药物对甲状腺的作用，且作用迅速，对甲亢所致的心率加快，心收缩力增强等交感神经活动增强的表现很有效。单用控制症状的作用有限，若与硫脲类药物合用则疗效迅速而显著。如普萘洛尔等用于不宜用抗甲状腺药物，不宜手术及 131I 治疗的甲亢患者，主要通过其阻断 β 受体的作用而改善甲亢的症状。此外还能抑制外周 T4 脱碘成 T3，因 T3 是主要的外周激素，故这一作用有助于控制甲亢
结语	甲亢的药物治疗疗效肯定，方便、经济、安全性高，但疗程长，停药后复发率高，有时可伴发肝损害或粒细胞减少症。抗甲状腺药物不适合用于周围血白细胞持续低于 3×10^9/L 或对该类药物有过敏反应的患者，因此应选择合适的药物、剂量及治疗时机，并注意复查

135. 治疗甲亢的常用药物有哪些

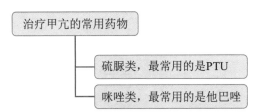

两类药物的 作用机制	基本相同，均可被甲状腺逆浓度差"捕获"而聚集在甲状腺内，都可抑制甲状腺激素的合成，如抑制甲状腺球蛋白及酪氨酸残基的碘化，抑制一碘或二碘酪氨酸的偶联缩合反应，从而抑制甲状腺激素的合成，还抑制免疫球蛋白的生成、淋巴因子和氧自由基的释放，使甲状腺刺激性抗体（TSAb）下降。两类药物对甲亢患者有一定的自身免疫抑制作用，包括降低甲状腺滤泡细胞 HLA II 类抗原的表达，并且可以减少其前列腺素和细胞因子与氧自由基的释放，继而减轻自身免疫反应；还对激活的 Ts 细胞有短暂的升高作用。但也有人认为这种轻度的自身免疫抑制作用主要是由于甲状腺激素分泌减少而产生的。其中 PTU 还可抑制甲状腺内及外周组织 5'-脱碘酶活性，减少 T4 向 T3 的转换，在体内可以使 T3 下降 10%~20%，因此常用于 T3 增高为主的严重甲亢或甲亢危象的患者
两类药物的 优点	①疗效较肯定；②不会导致永久性甲减；③方便、经济、使用较安全
两类药物的 缺点	①疗程长，一般需 1~2 年，有时长达数年；②停药后复发率较高，并存在原发性或继发性失败可能；③可伴发肝损害或粒细胞减少症等
结语	他巴唑和 PTU 是目前最常用的口服抗甲状腺药物，疗效较肯定，但都可引起白细胞减少症，因此在用药期间应每周查 1 次白细胞，若白细胞持续减少，应停药或换药，严重时应改用其他方法治疗甲亢

136. 常用口服抗甲状腺药物有何区别

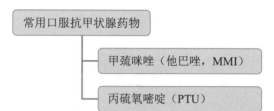

他巴唑和 PTU 的区别	两者口服后经胃肠道吸收进入血液，但药物的半衰期不一样，PTU 口服后吸收迅速，生物利用度约为 80%，血浆蛋白结合率约为 75%，主要在肝内代谢，但其半衰期较短，仅为 60 分钟，在体内分布较广，易进入乳汁和通过胎盘。而他巴唑半衰期较长，约为 4.7 小时，但在甲状腺组织中药物浓度可维持 16～24 小时。其疗效与甲状腺内药物浓度有关，而后者的高低又与每日给药量呈正相关。每日给药 1 次（每次 30mg）与每日给药 3 次（每次 10mg）一样，都可发挥较好的疗效。因此 PTU 必须 6～8 小时服药一次，而他巴唑不仅血中的半衰期长，在甲状腺内停留时间较长，可以每天单次服用。PTU 还具有抑制外周组织中的甲状腺素转换为三碘甲状腺原氨酸的作用，故起效较快，发生甲亢危象时可首选使用
治疗药物的选择	药物的选择在权衡两种药物的特点后做出选择，一般 T3 增高明显的重症患者和妊娠妇女选择 PTU，轻中度症状的甲亢患者选用他巴唑
结语	他巴唑和 PTU 是目前最常用的口服抗甲状腺药物，疗效较肯定。一些自身免疫性疾病，包括弥漫性毒性甲状腺肿的病因和发病机制与自由基诱发的氧化应激有关。未经治疗的弥漫性毒性甲状腺肿患者的血清脂质过氧化酶活性增强，血清巯基和巯基裂解物水平下降，细胞内抗氧化酶活性增加，而细胞外的自由基清除系统活性不足。甲亢患者用他巴唑治疗后，可逆转这些异常

137. 服用抗甲状腺药物剂量如何调整

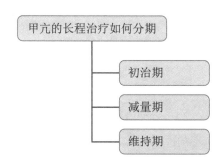

初治期	按病情轻重决定初始剂量。PTU 300～450mg/d，常分 3 次服用；他巴唑 30～40mg/d，可以单次或分 2～3 次口服，至症状缓解或血中甲状腺激素恢复正常时即可减量。但是在某些特别严重、疗效较差、甲状腺增大明显的患者中，药物可能降解较快，可以增加剂量。由于抗甲状腺药物主要是抑制甲状腺激素的合成而不是抑制其释放，因此只有在甲状腺储存的激素消耗完以后才能见到明显的临床效果。一般在服药 2～3 周后患者的心悸、烦躁、乏力等症状可以有所缓解，4～6 周后代谢状态可以恢复正常，此为用药的"初始阶段"。有些因素会影响治疗效果，如不规则的服药、服用碘剂或食用含碘较多的食物、精神压力或感染等应激状态等，应及时帮助患者排除这些干扰因素对治疗的影响
减量期	当患者症状显著减轻，高代谢症状消失，体重增加，T4 和 T3 接近正常时，可以根据病情逐渐减少药物用量，进入减量期。每 2～4 周减量一次，PTU 每次减 50～100mg，他巴唑每次减 5～10mg，不宜减量过快，每次随访时要监测患者的代谢状况以及检测 TSH 和 T3、T4 水平，尽量维持甲状腺功能的正常和稳定。剂量的递减应根据症状、体征以及实验室检查的结果及时做出相应的调整，需 2～3 个月。如果减量后症状和 T3、T4 有所反跳，则需要重新增加剂量并维持一段时间。待症状完全消除，体征明显好转后再减至最小维持量
维持期	PTU 50～100mg/d，他巴唑 5～10mg/d，如此维持 1.5~2 年，必要时还可在停药前将维持量减半
结语	甲亢治疗中，如症状缓解而甲状腺肿或突眼反而恶化时，抗甲状腺药物可酌情减量，并可加用 L－T4 25～100μg/d。在停药后 3 个月～1 年内易复发，所以即使甲亢症状控制后，也不宜立即停药

138. 抗甲状腺药物有哪些不良反应

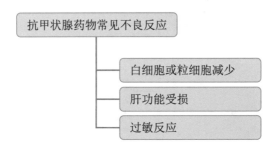

白细胞或粒细胞减少	这是最主要的毒性反应，见于0.2%～0.4%的用药者。丙硫氧嘧啶、甲巯咪唑等可引起白细胞减少症，一般发生在用药后的头几个月。粒细胞缺乏症发病有两种方式，一种是突然发生，一般不能预防；另一种是逐渐发生，一般先有白细胞减少，如果继续用药，可以转变成粒细胞缺乏症。临床表现出严重感染的症状及体征，如突然畏寒高热，咽部痛、红肿、溃疡和坏死，颌下及颈部淋巴结肿大，此外，口腔、鼻腔、食道、肠道、肛门、阴道等处黏膜出现炎症和溃疡，严重者可出现败血症、脓毒血症等导致患者的死亡。甲巯咪唑的不良反应是剂量依赖性的，丙硫氧嘧啶的不良反应则是非剂量依赖性的，两药的交叉反应发生率为50%。甲亢在病情还未被控制时也可引起白细胞减少，所以应当在用药前常规检查白细胞数目作为对照
肝功能受损	中毒性肝病的发生率为0.1%～0.2%，多在用药后3周发生，表现为变态反应性肝炎，转氨酶显著上升，肝脏穿刺可见片状肝细胞坏死，死亡率高达25%～30%。丙硫氧嘧啶引起的中毒性肝病与丙硫氧嘧啶引起的转氨酶升高很难鉴别。丙硫氧嘧啶可引起20%～30%的患者转氨酶升高，升高幅度为正常值的1.1～1.6倍。另外，甲亢本身也有转氨酶升高，在用药前检查基础的肝功能，以区别是否是药物的不良反应。还有一种罕见的甲巯咪唑导致的胆汁淤积性肝病。肝脏活检肝细胞结构存在，小胆管内可见胆汁淤积，外周有轻度炎症。停药后本症可以完全恢复

过敏反应	常见过敏反应有皮肤瘙痒、皮疹和关节痛。皮疹和瘙痒的发生率为10%。血管炎的不良反应罕见，由丙硫氧嘧啶引起的多于甲巯咪唑，血清学检查符合药物性狼疮：抗中性粒细胞胞浆抗体（ANCA）阳性的血管炎主要发生在亚洲患者，与服用丙硫氧嘧啶有关。这些患者的大多数存在抗髓过氧化物酶－抗中性粒细胞胞浆抗体。这种抗体与髓过氧化物酶结合，形成反应性中间体，促进了自身免疫炎症。ANCA阳性的血管炎多见于中年女性，临床表现为：急性肾功能异常、关节炎、皮肤溃疡、血管炎性皮疹、鼻窦炎、咯血等。停药后多数病例可以恢复。少数严重病例需要大剂量糖皮质激素、环磷酰胺或血液透析治疗
结语	多数甲亢患者对抗甲状腺药物无不良反应，少数人可发生过敏现象，还可发生中毒性肝病和血管炎。值得重视的不良反应是白细胞或粒细胞减少（＜1%），严重者可发生粒细胞缺乏（＜0.5%），易诱发感染，威胁患者健康和生命安全

139. 抗甲状腺药物不良反应如何处理

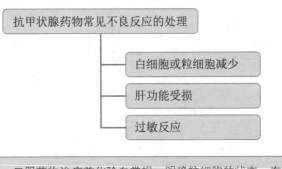

白细胞减少的处理	口服药物治疗前化验血常规，明确粒细胞的状态，在治疗的 2～8 周内每周检查 1 次血常规，2 个月后每 2～4 周复查 1 次血常规。治疗期间出现轻度白细胞减少不必停药，应加强观察，可以口服升白药，并复查血常规。如果外周血白细胞低于 $3 \times 10^9/L$ 或中性粒细胞低于 $1.5 \times 10^9/L$，当出现明显的发热、咽痛、皮疹等症状时，应当停药，并应用升白药如维生素 B_4、利血生或粒细胞集落刺激因子等，必要时适当予糖皮质激素治疗。待患者白细胞恢复后，可以单独用较大剂量的普萘洛尔治疗一段时间，等病情好转后，再考虑改用其他方法治疗。若经过上述措施处理后，白细胞仍然下降，则需停用抗甲状腺药物，改用其他方法治疗甲亢
肝功能受损	原有肝功能损害的甲亢患者应用抗甲状腺药物的剂量应适当减少，用药时间间隔适当延长，服药期间定期复诊，密切观察肝功能变化，及时处理，若出现严重肝功能损害时禁止使用 PTU，首先行保肝治疗，待肝功能恢复到一定程度后，可考虑应用放射性碘治疗或手术治疗
过敏反应	常见过敏反应有皮肤瘙痒、皮疹和关节痛。可应用抗过敏药物，如抗组胺药，或改用其他类型的抗甲状腺药物，并密切观察。皮疹严重时应立即停药并积极抗过敏治疗。对停用硫脲类抗甲状腺药物皮疹消退，再次服药又出现者应停止药物治疗甲亢，而改用其他治疗方法，如手术、放射性同位素治疗及中药治疗等。硫脲类抗甲状腺药最严重的皮肤损害是剥脱性皮炎，这种情况临床上很少见，但一旦发生应立即停用抗甲状腺药物，用强有力的抗生素防止全身的感染，并加强皮肤护理，是可以痊愈的，但甲亢的治疗只能采用其他方法
结语	甲亢药物常见的不良反应是白细胞减少和肝功能受损，影响治疗效果，严重者可导致死亡，因此服用药物之前或治疗过程中要定期化验相关指标，以求早期发现及处理。服用药物之前，应告诉患者可能有的副作用，告诉患者常见的临床表现，以便患者密切配合及时发现及时治疗

140. 治疗甲亢的其他辅助药物有哪些

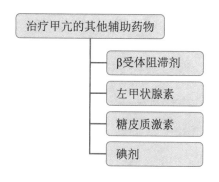

β 受体阻滞剂	最常用的是普萘洛尔（心得安），可以降低交感神经的兴奋性，在 β 肾上腺素受体能竞争性对抗儿茶酚胺的作用，故能减慢心率，缓解心脏兴奋症状，迅速减轻震颤。其独特作用是可抑制 T4 在周围组织转变为 T3。其对甲状腺本身没有作用，不能影响甲状腺功能，也不能使甲状腺肿大及突眼减轻，所以遇到应激情况仍可发生甲亢危象。其除对心脏的受体有阻断作用外，对支气管及血管平滑肌的受体亦有阻断作用，可引起支气管痉挛及鼻黏膜微血管收缩，故有慢性支气管炎、支气管哮喘、心动过缓、房室传导阻滞及心衰的患者不能使用
左甲状腺素	目前认为在甲亢症状基本控制，进入减药期时，同时合用小剂量的甲状腺激素不仅可以防止出现药物性甲减，并且能够减少停药后的甲亢复发，还可通过调整下丘脑-垂体-甲状腺轴的调节关系，防止某些并发症的发生。这是因为，甲状腺激素既可以抑制在抗甲状腺药物治疗期间 TSH 升高所致的 TRAb 产生，又能直接作用于产生 TRAb 的 B 淋巴细胞从而抑制 TRAb 的产生。此外，口服抗甲状腺药物与 L-T4 合并使用还可以预防粒细胞减少的发生。因此，当出现下面几种情况时，应该考虑同时加用甲状腺激素进行治疗：①在发生甲亢的同时，患者眼睛突出症状就很明显，或者随着治疗进行，眼睛损害进行性加重；②患者在抗甲状腺药物治疗前或治疗期间，甲状腺明显增大；③在使用抗甲状腺药物治疗过程中，出现了甲减的临床表现或检查结果；④处于生长发育期的儿童和青少年

糖皮质激素	糖皮质激素可以抑制 T4 在周围组织转变为 T3，在一定程度上减少甲状腺对碘的摄取，减少体内甲状腺激素的合成，还可以直接作用于甲状腺，减少甲状腺内已合成的甲状腺激素释放到血液，其具有非特异性的抗炎和免疫抑制作用。正是由于糖皮质激素的这些有益作用，会使甲亢病情好转，但甲亢的治疗是一个漫长的过程，如果长期使用大剂量糖皮质激素治疗甲亢，会出现许多其他的不良反应，得不偿失，因此通常只在甲亢伴有严重突眼，发生了甲亢危象时，才考虑加用糖皮质激素
其他辅助用药	此外，为了应对甲亢时的高代谢症状，应适当补充维生素，尤其是 B 族维生素，精神紧张或失眠者可给予镇静剂，闭经或绝经后妇女可补充适量雌激素。研究表明，锂盐治疗甲亢的机制为抑制甲状腺激素的释放，作用迅速，与他巴唑合用弥补其起效慢的不足
结语	总之，要明白各种辅助用药的作用机制和适应证，在合适的时机应用，会起到良好的效果，否则会加重甲亢病情

141. 甲亢患者何种情况下可以应用碘剂治疗

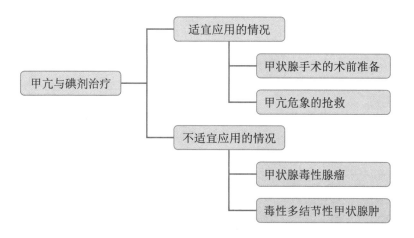

适宜应用碘剂的情况	在临床上用于甲状腺疾病治疗的碘剂主要有卢戈液、碘化钾和饱和碘化钾液。碘剂中的无机碘离子可抑制碘在甲状腺的转运、有机结合和甲状腺激素分泌，还可使甲状腺组织的血流减少，组织变得坚实，有利于手术的施行。碘剂目前主要用于两种情况：①甲状腺手术，尤其是弥漫性毒性甲状腺肿的术前准备，手术前的短期用碘可以迅速抑制甲状腺激素的合成和释放，又使甲状腺组织变硬，可以减少手术中出血的机会，方便手术操作；②甲亢危象的抢救，给予抗甲状腺药物后，再给予大剂量的碘，可抑制甲状腺内的激素向血液中释放，使血液中的甲状腺激素水平迅速下降从而控制症状
不宜应用碘剂的情况	不宜用于甲状腺毒性腺瘤和毒性多结节性甲状腺肿的治疗，做甲状腺碘摄取率或核素扫描检查前，或放射性碘治疗前应禁用碘剂一段时间，以免影响检查和治疗
结语	甲亢患者不能自行轻易服用碘剂，必须严格按照医生的要求服用，不适当的应用碘剂，不但会影响甲状腺功能的检查，延缓抗甲状腺药物使用后的疗效，干扰放射性碘的治疗，甚至会引起碘甲亢和毒性结节性甲状腺肿，也有可能发生碘相关性甲状腺炎

142. 甲亢内科药物治疗的适用证和禁忌证是什么

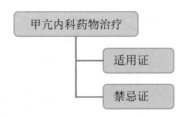

甲亢内科药物治疗的适用证	①适用于甲亢病情较轻，甲状腺的肿大较小的患者。②年龄在 20 岁以下的患者，以及孕妇，年老体弱，或合并有严重的心、肝、肾等疾病不宜手术的患者。③甲状腺手术前准备治疗。④甲状腺次全切除术后复发不宜用 ^{131}I 治疗的患者。⑤作为放射性 ^{131}I 诊疗前后的辅助诊疗
甲亢内科药物治疗的禁忌证	①甲状腺明显肿大有压迫症状者不适合内科药物治疗。②结节性甲状腺肿伴甲亢患者，应在内科治疗控制病情以后进行手术治疗。③自主性高功能甲状腺腺瘤的患者应手术治疗。④甲亢症状明确，甲状腺肿大而又不愿服药治疗的患者。⑤甲亢患者白细胞低，服用升白细胞药物上升的仍不理想，或对硫脲类抗甲状腺药物过敏的患者
结语	在甲亢的治疗前应严格按药物治疗的适应证，选择适合的方法，以免延误病情

143. 服用抗甲状腺药物与甲亢复发的关系如何

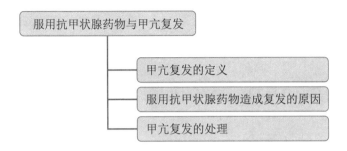

甲亢复发的定义	按正规治疗 2 年以上，甲亢完全缓解，停药半年又有反复者，主要发生于停药后的第一年，3 年后复发率明显减少
服用抗甲状腺药物造成复发的原因	病例选择不当，如甲状腺比较大，治疗过程中甲状腺无明显缩小，或结节性甲亢，或恶性突眼，治疗过程中突眼无明显改善；疗程太短，甲亢一控制就自行停药；服药断断续续，没有坚持连续服药；服药期间，加服大量含碘中药，或进食大量含碘食物；停药时没有经过专科医生同意，没有做有关实验室检查。如甲状腺摄碘率升高，不被甲状腺片所抑制，或抗甲状腺球蛋白抗体（TgAb）、抗甲状腺微粒体抗体（TMAb）高于正常，抗甲状腺受体抗体（TRAb）阳性者，即使疗程很长，停药后往往要复发
甲亢复发的处理	①继续用抗甲状腺硫脲类药物治疗：如果甲状腺比较小，病情较轻，是抗甲状腺硫脲类药物治疗的适应证，还可以继续用抗甲状腺硫脲类药物作为决定性治疗，但要纠正引起甲亢复发的原因，如断续服药，疗程太短，停药时不经专科医生同意等。否则，再用这种方法治疗，治疗的效果较差。如再用 1 个疗程的药物治疗，停药后其中 3/5～2/3 的患者仍会复发，疗效显然不如初次发病的甲亢患者效果那么好，不过延长疗程可以降低甲亢的复发率，疗程越长，复发率越低。②甲状腺次全切除术治疗：甲亢复发的患者改用甲状腺次全切除术治疗，术后的长期缓解率即临床治愈率可达 90% 左右，显然比再用抗甲状腺药物治疗的效果好。当然，手术的危险性和一些并发症需要加以考虑。③放射性碘治疗：这种治疗方法对甲亢复发的病例效果也很好，但对年轻的患者不太适宜，因为日后发生甲减的病例相对较多

结语	内科长期抗甲状腺药物治疗是目前甲亢治疗的主要方法之一，具有适应证广泛，各种年龄的患者都能采用，用药或停药后不遗留后遗症等特点，但用药时间较长，停用药后的复发率相对较高。对于甲亢复发的患者，首先要分析甲亢复发的原因，结合患者具体情况分析复发原因后采取相应的方法进行下一步治疗

144. 服用抗甲状腺药物后多长时间出现疗效

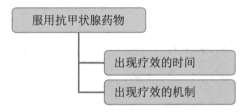

服用抗甲状腺药物后出现疗效的时间	服用抗甲状腺药物后2～4周才能逐渐地表现出临床上的疗效，此后患者的甲亢症状才能得以明显改善，经4～8周的时间，甲亢的症状才能基本上得到控制
服用抗甲状腺药物后出现疗效的机制	服用抗甲状腺药物后，很快就能产生抑制甲状腺激素合成的作用，逐渐使甲状腺激素合成减少，但这些抗甲状腺药物不能抑制甲状腺激素的释放，而甲状腺内贮备有丰富的甲状腺激素，只有这些贮备的激素逐渐释放出来后才能表现出疗效，这就需要2～4周的时间。也就是说服用抗甲状腺药物后，甲状腺合成甲状腺激素已减少，但需等待原来贮备在甲状腺里的激素逐渐释放代谢清除后才能逐渐地表现出临床疗效，这需2周以上的时间，所以用药后在临床上，2周后甲亢的症状才逐渐减轻
结语	由于上述原因，服用抗甲状腺药物的甲亢患者不要因服药后未马上见效而放弃治疗，应坚持服药，2周后甲亢的症状会逐渐得到控制的。甲亢的症状控制也要坚持服药1.5年以上，以巩固疗效

145. 服用抗甲状腺药物治疗甲亢，甲状腺肿大有何变化

服用抗甲状腺药物治疗甲亢，甲状腺肿大的变化	服用抗甲状腺药物数周后，肿大的甲状腺可有不同程度的缩小，这是治疗后的正常反应，如果经数周的治疗，甲状腺肿大不仅没有缩小反而有所增大，常提示抗甲状腺药物剂量过小所致，此时需做血清 T3、T4 的测定，如果 T3、T4 仍高于正常，这就证实抗甲状腺药物不足，应增加抗甲状腺药物的剂量。如果服用抗甲状腺药物数周，肿大的甲状腺已缩小，但在 1～2 周内甲状腺突然又增大，伴有突眼的加重，这种情况提示可能发生了药物性甲减，如果结合血清 T3、T4 低于正常则药物性甲减的诊断就确立。这种情况的产生是由于抗甲状腺药物剂量过大，抑制了甲状腺激素的合成，使血液循环中 T3、T4 减少，当甲状腺激素水平低于正常时，通过反馈机制，垂体分泌的 TSH 增加，TSH 刺激甲状腺迅速肿大，并使突眼加重，发生药物性甲减时，应减少抗甲状腺药物的剂量并增服甲状腺素片

146. 甲亢患者长期口服用药需监测哪些指标

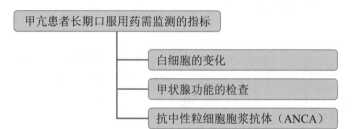

甲亢患者长期口服用药需监测的指标
- 白细胞的变化
- 甲状腺功能的检查
- 抗中性粒细胞胞浆抗体（ANCA）

甲亢患者长期口服用药定义	诊断为甲亢后不间断地连续用药 1～2 年，有时由于患者的具体情况不同或病情的变化，服药时间也有可能延长或者缩短
长期用抗甲状腺药物的定期检查	抗甲状腺药物进入人体以后，在肝脏里代谢，然后经肾脏排出体外。在长期用药期间，尤其是刚开始治疗，药物用量较大时，一定要经常检查肝脏功能。抗甲状腺药物的另一个不良反应是对血液系统的影响，最严重的是引起白细胞减少或缺乏。这种影响通常在用药以后的 1～3 个月内最突出。所以，长期用药的患者，尤其是治疗的最初阶段，应该定期检查白细胞的变化以及甲状腺功能。血管炎的不良反应罕见，多数患者无血管炎的临床表现，故有条件者在使用抗甲状腺药物治疗前应先检查抗中性粒细胞胞浆抗体（ANCA），对长期使用 PTU 治疗者定期监测尿常规和抗中性粒细胞胞浆抗体（ANCA）
结语	尽管有这些问题，但总体来说，只要严格按医嘱服药，密切观察，长期使用抗甲状腺药物还是安全的，不会对患者的身体造成损害

147. 甲亢治疗期间需注意哪些问题以及如何处理

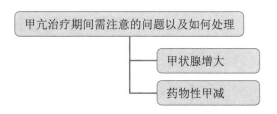

甲亢治疗期间出现甲状腺增大	在长期服药期间，甲状腺激素合成逐渐减少，而当出现了甲状腺激素低于正常水平，就会促使脑垂体分泌的促甲状腺激素代偿性分泌增加。促甲状腺激素的作用之一，是促使甲状腺增大。在用抗甲状腺药物治疗时，一些甲亢患者随着病情的好转，甲状腺会增大，这不是甲亢病情的加重，而是抗甲状腺药物作用太强的反应，在适当减少抗甲状腺药物的用量，并加用一些甲状腺激素制剂，甲状腺就会缩小
甲亢治疗期间出现药物性甲减的信号	在抗甲状腺药物治疗的过程中，由于减药不及时，一些患者会出现一过性药物性甲减，表现为甲状腺肿大更加明显，手足浮肿，怕冷等病状，实验室检查中促甲状腺激素明显升高，有些患者出现弥漫性毒性甲状腺眼病或眼病加重，此时正是药物性甲减容易出现的时候，及时加药或同时加服甲状腺片可以避免药物性甲减，不需停药。药物性甲减是暂时的，减药或停药后，药物性甲减可以缓解，但也有极少数患者出现永久性甲减，即使停药也不能缓解甲减。这些患者可能实际上为慢性甲状腺炎合并甲亢，即使不进行抗甲状腺药物治疗也会出现甲减
结语	为了预防上述这些情况的发生，在服用抗甲状腺药物治疗期间，一定要定期到医院抽血化验，监测甲状腺功能

148. 什么是甲亢的同位素治疗

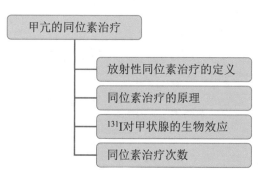

放射性同位素治疗的定义	使用放射性的药物来治疗疾病，这些药物为放射性同位素的化合物或将其连接于特定化合物上，利用其合乎人体内自然的生理机制的特性，经注射或口服至体内后，可循着这些固有的生理机制集中到病灶所在之处
同位素治疗的原理	利用放射性核素发射出的β射线在病变组织产生一系列的电离辐射的生物效应，射线作用于组织细胞将其能量部分或全部移交给组织，通过辐射能的直接或间接作用，使机体具有生物活性的大分子结构和性质遭受损害，导致细胞繁殖能力丧失，代谢紊乱，细胞衰老或死亡，从而达到治疗的目的
^{131}I对甲状腺的生物效应	甲状腺是唯一的具有高选择性聚 ^{131}I 功能的器官。^{131}I 是一种不稳定的放射性核素，在衰变过程产生的射线中，99%为 β 射线，其射程较短，平均 1mm，既能破坏甲状腺组织，又对甲状腺周围组织和器官影响很小或基本不影响。^{131}I 在甲状腺组织内的半衰期为 3～4 天，因而其辐射可使大部分甲状腺滤泡上皮细胞遭受破坏，甲状腺激素因此减少，甲状腺高功能得到控制
同位素治疗次数	首次治疗效果极差或无效的患者，3 个月后可行第二次治疗，一般重复治疗至少间隔 6 个月，在进行第二次治疗时，若第一次治疗无好转或复发，则治疗量应较第一次增加 25%～50%，如有好转但未治愈，则根据当时情况按第一次剂量的计算方法确定剂量。临床上使用同位素治疗甲亢，一般以 3 次为限，若仍未治愈，应考虑采用其他方法治疗
结语	甲亢的同位素治疗指放射性碘治疗，是一种安全及简便的方法，^{131}I 在体内的半衰期为 8 天，在达到治疗目的的同时，不会使甲状腺承受过量的辐射

149. 放射性碘治疗甲亢的适应证及禁忌证分别是什么

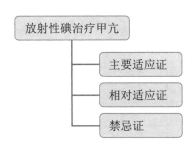

放射性碘治疗甲亢的主要适应证	①成人 Graves 甲亢伴甲状腺肿大 2 度以上者；②抗甲状腺药物治疗失败或过敏者；③甲亢手术后复发者；④甲亢性心脏病或甲亢伴其他病因的心脏病患者；⑤甲亢并白细胞减少和（或）血小板减少或全血细胞减少者；⑥老年甲亢患者；⑦甲亢并糖尿病患者；⑧毒性多结节性甲状腺肿患者；⑨自主功能性甲状腺结节合并甲亢患者
放射性碘治疗甲亢的相对适应证	①青少年和儿童甲亢，用抗甲状腺药物治疗失败、拒绝手术或有手术禁忌证者；②甲亢合并肝肾等脏器功能损害者；③浸润性突眼患者。对轻度和稳定期的中、重度浸润性突眼可单用 ^{131}I 治疗，对进展期的患者，可在 ^{131}I 治疗前后加用泼尼松
放射性碘治疗甲亢的禁忌证	①妊娠、哺乳期妇女（^{131}I 可透过胎盘，进入乳汁）；②年龄小于 25 岁的 GD 患者，尤其是女性患者，但有争议，多数认为要依患者本人的意愿而定；③严重心肝肾功能衰竭或活动性结核患者；④外周血白细胞 $<1.5 \times 10^9/L$ 者；⑤重度浸润性突眼者（有人认为并非绝对禁忌）；⑥甲亢危象者；⑦甲状腺不能摄碘或摄碘功能低下者；⑧TSH 依赖性甲亢或 GD 伴放射性碘摄取率降低者
结语	放射性碘治疗甲亢方法简便，适用范围广，安全有效，极少复发，但也有适应范围及禁忌证，应严格掌握

150. 放射性碘还可治疗哪些其他甲状腺疾病

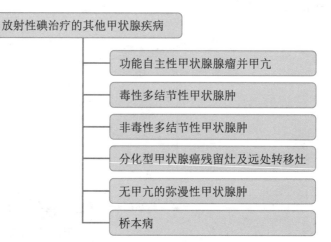

放射性碘治疗的其他甲状腺疾病
- 功能自主性甲状腺腺瘤并甲亢
- 毒性多结节性甲状腺肿
- 非毒性多结节性甲状腺肿
- 分化型甲状腺癌残留灶及远处转移灶
- 无甲亢的弥漫性甲状腺肿
- 桥本病

放射性碘治疗功能自主性甲状腺腺瘤并甲亢	效果很好，甲状腺核素显像显示单个热结节，其余部分完全被抑制，是用放射性碘治疗的最佳选择
放射性碘治疗毒性多结节性甲状腺肿	目前抗甲状腺药物治疗本病难以取得完全缓解，手术风险大，除多发结节显示为冷结节首选手术治疗外，国外大多首选放射性碘治疗，且 ^{131}I 治疗本病很少引起甲减
放射性碘治疗非毒性多结节性甲状腺肿	有学者综述文献后认为，凡非毒性多结节性甲状腺肿结节大且患者年龄大，应首选此方法治疗，治疗费用低，且治疗后不会使甲状腺肿变得更大
放射性碘治疗分化型甲状腺癌残留灶及远处转移灶	放射性碘治疗分化型甲状腺癌的历史已有 50 余年，实践证明对分化型甲状腺癌采用"手术+^{131}I+甲状腺激素抑制"综合治疗方案是最好的治疗措施，可明显降低甲状腺癌的复发率
无甲亢的弥漫性甲状腺肿或功能自主性甲状腺腺瘤	由于年轻人从美容的角度考虑，而老年甲状腺瘤术后复发，不愿再次进行手术，可应用小剂量放射性碘治疗

桥本病	本病常有甲减，手术及放射性碘治疗应属禁忌，但出现机械性压迫症状是例外，此时患者如有手术禁忌，放射性碘治疗仍为较理想的治疗方法
结语	放射性碘治疗甲状腺疾病的病种不断增加，治疗病例也越来越多，为临床许多难治性甲状腺疾病提供了有效治疗手段，给甲状腺疾病患者带来了福音和希望，放射性碘治疗在甲状腺疾病的治疗中发挥着极其重要的作用

151. 放射性碘治疗的剂量是多少

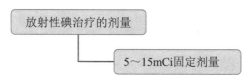

放射性碘治疗的剂量	可以根据甲状腺的大小、临床估测及其摄碘率等来计算放射性 ^{131}I 的剂量，但是由于个体差异，此种计算的方法并没有减少治疗后甲减或甲亢的发生率。因此，现在临床较多的是根据触诊法以及甲状腺显像或超声测定来进行估测，给予 5～15mCi（185～555MBq）的固定剂量

152. 放射性碘治疗可出现哪些后遗症

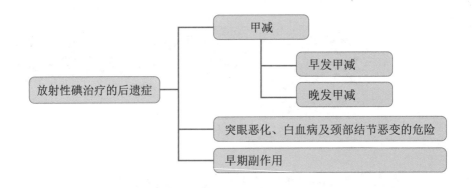

放射性碘治疗引起的甲减	放射性碘治疗甲亢少数患者可出现甲减，甲减的发生率在治疗后的第1～2年为5%～10%，以后每年增加5%，第5年时甲减的发生率约为30%，第10年时甲减的发生率为40%～70%。甲减的发生可能是由于 ^{131}I 剂量过大，破坏了过多的甲状腺组织；也可能是由于辐射使得细胞核 DNA 受损、细胞停止分裂再生，时间越长，甲状腺功能越减退。可分为早发甲减和晚发甲减，早发甲减为放射性碘治疗后1年之内出现的甲减，大多发生于治疗后2～6个月，约2/3的患者经2～4个月可恢复正常，晚发甲减大多数为不可恢复的永久性甲减，这与甲亢这一自身免疫性疾病的转归有关，需少量甲状腺激素替代治疗
同位素治疗出现甲减后的治疗	同位素治疗后出现的一过性甲减应早期诊断，及时采用甲状腺激素替代治疗，同时在替代治疗的第一个年末停药4～6个周进行检测，以排除暂时性甲减。有些患者经过一段时间的治疗后，甲减消失，甲状腺功能转为正常则可停药。另有部分患者可能进展为永久性甲减，需要用甲状腺激素如 L–T4 终生替代治疗。对甲减患者来说服用甲状腺激素就如同补充营养。当服用甲状腺激素药量适当，甲减纠正，患者与正常人一样无不良反应
突眼恶化、白血病及颈部结节恶变的危险	放射性碘治疗是否会使突眼恶化目前尚无定论，可能导致少数 GD 患者的突眼恶化，但多数患者的突眼有程度不等的改善，部分患者的眼病病变无明显变化。通过统计，可以认为使用同位素碘治疗甲亢不会增加发生白血病的风险。经过国内外大量病例观察，目前比较一致的观点是 ^{131}I 治疗甲亢，没有增加颈部结节恶变的危险

早期副作用	服用 ^{131}I 治疗后，有的患者可出现早期副作用，应引起注意，如由于放射性碘放出的 β 射线破坏甲状腺组织，可造成甲状腺内贮存的甲状腺激素入血增加，所以服用 ^{131}I 数日后，少数患者可有甲亢病情的暂时加重，极少数患者可诱发甲亢危象。放射性甲状腺炎也不少见，局部可有皮肤发红、疼痛、敏感等，常可持续数天或数周，可对症治疗，必要时可用糖皮质激素治疗。服用 ^{131}I 后 2 周内，有的患者出现以消化道症状为主的反应，如厌食、恶心、呕吐、乏力、头痛、头晕等症状，也有少数患者出现皮肤瘙痒或皮疹
结语	放射性碘治疗后出现的甲减无论是暂时性还是永久性甲减，均需用甲状腺激素替代治疗

153. 放射性碘治疗所致甲减的原因、诊断和治疗是什么

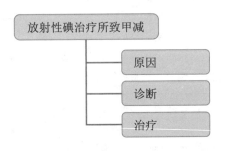

放射性碘治疗所致甲减的原因	①^{131}I 的剂量过大：这种情况的发生主要与甲状腺重量估计的准确性有重要关系。根据计算公式，甲状腺的重量越大，所需服用的 ^{131}I 剂量越大。甲状腺小而服用了超剂量的 ^{131}I，造成甲状腺组织的过多破坏，而导致甲减。所以应提高对甲状腺重量估计的准确性。②个体的敏感性不同：有的患者服用小剂量的 ^{131}I 就发生了甲减，说明个体对 ^{131}I 的敏感性不同，而且目前尚无方法来估计患者对 ^{131}I 的敏感性。③完全甲减的发生是由于甲状腺组织萎缩变性所致，可能与 ^{131}I 放射性损伤或治疗时甲状腺球蛋白释放入血，产生的自身免疫因素有关
放射性碘治疗所致甲减的诊断	在替代治疗前一定要明确甲减的诊断，然后才可替代治疗。甲减的诊断包括以下几个方面：①有甲减的症状及体征，如怕凉、黏液水肿、心率减慢、少汗、皮肤干燥、精神异常、表情淡漠等。②血清 T3、T4 降低，TSH 升高。③试用甲状腺片治疗有效
甲减的替代治疗	对于甲减症状较轻的暂时性甲减不必急于替代治疗，因为替代治疗可抑制 TSH 的释放，不利于甲状腺组织的恢复和代偿增生，所以应临床上密切观察 6～9 个月后再决定是否需替代治疗。如果是远期甲减，病状轻者，也应先临床观察半年左右，如果甲减有加重的趋势，说明可能是永久性甲减需用甲状腺片替代治疗

154. 功能自主性甲状腺腺瘤用放射性碘治疗的适应证及禁忌证是什么

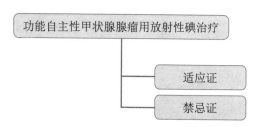

功能自主性甲状腺腺瘤用放射性碘治疗的适应证	年龄在 30 岁以上，不愿手术或不宜手术的患者，而且甲状腺扫描显像呈热结节，而周围甲状腺组织的功能完全或绝大部分受抑制者
功能自主性甲状腺腺瘤用放射性碘治疗的禁忌证	年龄在 30 岁以下的青少年患者，热结节周围甲状腺组织的功能未完全被抑制或未达到绝大部分被抑制的正常甲状腺组织而造成甲减，结节过大，尤其是扫描显像中结节内有放射性减低区或缺损区者禁用。因这种情况提示结节内有出血、坏死或囊性变，故不宜用放射性碘治疗。甲状腺摄碘率太低或有效半衰期太短（小于 3 天），也不宜用放射性碘治疗
结语	功能自主的甲状腺腺瘤应首选手术治疗，切除功能亢进的腺瘤，术后腺瘤周围的正常甲状腺组织的功能可恢复正常功能。但对不宜手术者，或不愿手术者也可采用放射性碘治疗，但所需 ^{131}I 的剂量常较大。选择功能自主的甲状腺腺瘤患者采用放射性碘治疗，一定要注意病例的选择，如果病例适合，则可获得满意疗效而无甲减发生

155. 放射性碘治疗甲亢前的准备

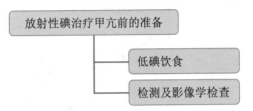

放射性碘治疗甲亢前的准备	①低碘饮食，同时停用甲巯咪唑 3 天～1 周以上，原用丙硫氧嘧啶者，宜停用 2 周以上；②检查甲状腺摄碘率，以排除因摄碘抑制而使治疗失败的可能；③测定 ^{131}I 的有效半衰期，小于 3 天是 ^{131}I 治疗的相对禁忌证；④甲状腺放射性核素显像；⑤甲状腺超声检查；⑥检查肝肾功能、心电图和血尿常规等；⑦计算甲状腺重量，需有 2 名以上有经验的医生参加
结语	在准备期间，可继续服用其他不含碘的药物，对于心率较快的患者，可用比索洛尔等治疗

156. 放射性碘治疗的效果有哪些

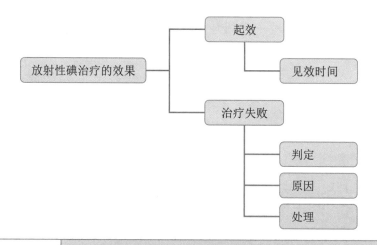

放射性碘治疗 见效的时间	服用 ¹³¹I 后需 3 周以上才开始出现疗效，表现为甲亢症状减轻，如心率逐渐减慢，手抖消失，出汗减少，全身无力消失，食欲恢复正常，肠道恢复正常，甲状腺缩小，体重增加，3 个月内症状基本缓解，6 个月～2 年症状全部消除。体征表现为甲状腺缩小，部分患者突眼也可以减轻，其中以甲状腺缩小最明显，对弥漫性肿大且质软的甲状腺，一次治疗可能完全恢复正常，辅助检查 T3、T4、TSH 可恢复正常。有 1/3 的患者需要进行第二次治疗，其中又有 1/3 的患者需要多次治疗，要在半年后进行，最好相隔 8～10 个月。治疗后症状未完全消失者，需要延长观察期以确定其最终疗效
如何判定放射 性碘治疗甲亢 失败	少数患者经一次放射性碘治疗 6 个月后症状不见缓解，可认为该次同位素治疗失败
同位素治疗一 周后症状加重 的原因及处理	甲状腺具有高度摄取和浓聚碘的能力，大剂量放射性碘被甲状腺吸收后，大量甲状腺滤泡受破坏，从而使储存在其内的大量甲状腺激素被释放入周围血液中，患者会出现甲亢症状加重。多数情况下，可让患者注意休息，一般可以忍受甲亢症状加重带来的不适。但若在高热、劳累、腹泻、情绪激动等诱因下甚至可以出现甲状腺危象。若患者出现症状加重时，应该尽量避免上述引起甲亢危象的诱因，可短期加服抗甲状腺药物如他巴唑，另外可用普萘洛尔抑制甲状腺激素对交感神经的作用，同时较快的使末梢中 T4 转换为 T3 而降低，使患者平稳且舒服地度过此期

同位素治疗甲亢短期症状不见改善的措施	同位素治疗后短期症状不见改善可能是治疗中所用的放射性碘的剂量较小，因此为了使疗效迅速，可增加放射性碘治疗剂量。同位素治疗甲亢，由于甲状腺滤泡的破坏，释放入血的 T3、T4 增加，可使甲亢症状加重，选择合适 β 受体阻断剂非常重要，如普萘洛尔
结语	另外一般甲亢患者在接受同位素治疗前不应服用抗甲状腺药物或应停药一段时间，避免对甲状腺摄碘率和半衰期造成影响而影响治疗效果

157. 放射性碘治疗后甲亢复发应怎样处理

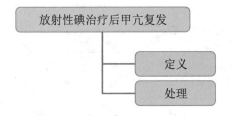

放射性碘治疗后甲亢复发的定义	经 131I 治疗后，甲亢已治愈或已基本治愈，而且缓解持续 4 个月以上，然后又重新出现甲亢症状者，这种情况称为放射性碘治疗后甲亢复发
放射性碘治疗后甲亢复发的处理	复发者可采取以下措施：再次用放射性碘治疗，所需 131I 的剂量就重新计算。采用抗甲状腺药物治疗，可首选丙硫氧嘧啶或他巴唑治疗，以控制甲状腺激素的合成，治疗方法同一般甲亢。对复发患者一般不主张手术治疗，因为此时甲状腺组织已受到放射线的损伤，组织结构已发生变化，而且在此基础上做甲状腺次全切除，术后也易出现甲减

158. 结节性甲状腺肿伴甲亢患者可以选用放射性碘治疗吗

```
结节性甲状腺肿伴甲亢的治疗
          ├─ 首选手术治疗
          └─ 可用放射性碘治疗的情况
```

结节性甲状腺肿伴甲亢一般不采用放射性碘治疗的原因	^{131}I 在结节性甲状腺肿中的分布不均匀，而且结节的功能也不一，并不是所有的结节都是热结节，有的结节可能无功能，不摄取 ^{131}I，例如冷结节就是如此，所以服用 ^{131}I 不能对结节发挥有效的治疗作用，所以结节性甲状腺肿伴甲亢不应首选 ^{131}I 治疗。此外，结节的性质不明，难以排除结节癌变的可能，因此做甲状腺次全切除不仅治疗了甲亢而且切除了癌变的结节，杜绝了结节癌变的后患，所以应首选手术治疗
结节性甲状腺肿伴甲亢可用放射性碘治疗的情况	最适用于放射性碘治疗的病例是证实结节为热结节，而周围正常的甲状腺组织处于抑制状态的患者用 ^{131}I 治疗可获较好疗效。此外，有严重合并症或年老体弱者，一般情况差，不能耐受手术治疗或有手术治疗的禁忌证患者可用 ^{131}I 治疗

159. 放射性碘治疗甲亢与内、外科疗法比较有何优缺点

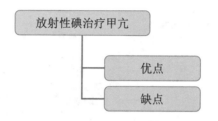

放射性碘治疗甲亢的优点	放射性碘治疗与内科药物治疗、外科手术治疗相比较有如下优点：①治愈率：放射性碘治疗甲亢的治愈率与外科手术的治愈率相当，但明显高于内科疗法的治愈率。②无手术并发症及危险性，颈部不留瘢痕而且绝大多数患者可在门诊治疗。③手术后复发者，适用于放射性碘治疗。④与内科相比较，^{131}I 仅服用 1 次即可治愈，解决长期服药的困难。⑤与内、外科疗法相比较，放射性碘治疗复发率低
放射性碘治疗甲亢的缺点	①远期甲减的发生率高于内、外科疗法。②不宜于青少年患者。③疗程长，如果接受第二次服用 ^{131}I 治疗，需观察半年后才能决定。④^{131}I 辐射效应的潜在危险尚未完全排除

160. 甲亢手术治疗的适应证有哪些

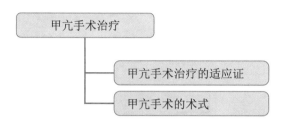

甲亢手术治疗的适应证	①中重度甲亢，长期服药疗效不够满意，甲状腺无缩小反而增大或停药后3个月内即复发或有多次复发史者，或对抗甲状腺药物有不良反应，不能耐受药物治疗和坚持服药者；②甲状腺肿大显著，伴有邻近器官压迫症状；③胸骨后甲状腺肿大；④结节性甲状腺肿伴甲亢；⑤对抗甲状腺药物有不良反应，不能耐受药物治疗，或不能坚持长期服药，要求尽快控制甲亢病情者；⑥毒性甲状腺腺瘤或毒性结节性甲状腺肿，对放射性碘治疗不甚敏感；⑦中重度甲状腺肿，虽对药物治疗有较好疗效，但维持期治疗期间甲状腺刺激抗体仍持续阳性，或停药后3个月内即复发或有多次复发史
甲亢手术的术式	术式有双侧次全切除，一侧全切加对侧大部分切除和甲状腺全切除
结语	手术是治疗甲亢的主要手段之一，甲状腺次全切术后复发率低，但手术为破坏性不可逆治疗，有一定禁忌，且可引起一些并发症，应慎重选择

161. 甲亢手术治疗的禁忌证和术后并发症有哪些

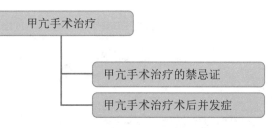

甲亢手术治疗的禁忌证	①病情轻且甲状腺肿大程度轻，药物治疗可使甲亢治愈，无须手术治疗；②有严重突眼尤其是浸润性突眼的患者，因甲状腺手术治疗后无助于突眼的恢复，甚至有可能使突眼加重；③青少年甲亢患者，由于身体发育不成熟，不适宜手术治疗，而且术后复发率高；④老年甲亢患者，各脏器功能衰退，不适宜手术治疗；⑤经手术治疗后甲亢复发，再施行手术难度加大，易发生手术并发症；⑥孕妇患有甲亢，在妊娠前3个月和后3个月不宜手术；⑦伴有严重肝、心、肾疾病的患者不宜手术；⑧慢性淋巴细胞性甲状腺炎（亦称"桥本病"）伴甲亢，兼有高滴度的甲状腺过氧化酶抗体（TPOAb），术后较易引起甲减
术后并发症	①术后出血是最严重的并发症，应警惕出血形成血肿压迫引起窒息的可能，一旦发生，需要立即进行止血术；②常在术后12～36小时内发生甲亢危象，发生原因可能与血循环内FT3水平增高，心脏和神经系统儿茶酚胺受体数目增加、敏感性增强有关；③单侧的喉返神经受损引起的吞咽困难可能逐步恢复，患者以后可以有声音嘶哑的并发症，如果是双侧的喉返神经受损，则可能造成气道的堵塞而需要急性气管切开，预后则视损伤的恢复情况而定；④喉上神经损伤引起声调降低，误吞，呛咳；⑤均可损伤甲状旁腺的血液供应或直接损伤甲状旁腺导致暂时性或永久性甲旁减；⑥20%～37%的甲状腺次全切术者可发生术后暂时性甲减，持续2～3个月，持续时间超过6个月多为永久性甲减，则需终生替代治疗
结语	甲亢经手术治疗后，90%的患者可获得长期缓解，出现甲亢复发的原因主要有甲状腺组织切除较少，甲亢病情顽固，有感染、精神创伤等诱发甲亢的因素。从患者角度而言，应尽量避免各种诱发因素。手术并发症的发生率与术前准备是否得当以及手术者的熟练程度有关

162. 甲亢手术治疗的术前准备

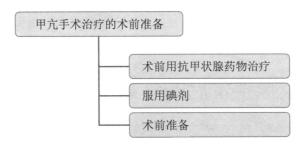

术前用抗甲状腺药物治疗	其目的是将甲状腺功能控制到正常或接近正常的水平，静息心率控制在 90 次/分钟以下，这样可防止手术导致甲亢危象，显著地降低手术的死亡率。因为甲亢在未得到控制前，如行手术，在手术切除甲状腺组织的同时，甲状腺内储存的大量甲状腺激素会释出并进入血液循环，使甲亢症状明显恶化，导致甲亢危象的发生。如果先用抗甲状腺药物治疗，由于药物抑制甲状腺激素的生成，甲状腺内储存的甲状腺激素不会太多，这样在手术切除甲状腺组织时，甲状腺激素释出并进入血液循环的量不多，血液中甲状腺激素的水平已正常或基本正常，故不大可能发生甲亢危象
服用碘剂	经抗甲状腺药物治疗 1～2 个月，甲亢症状往往明显改善或消失，血清中 T3、T4 水平恢复正常或接近正常。这时即可给甲亢患者服用碘剂。常用碘剂是复方碘溶液，也称"卢戈液"。碘剂用量是从小到大逐步加量，每次 3～5 滴，每天 3 次，4～5 天增至每次 10 滴，每天 3 次，约连续服用 2 周即可行手术。碘可使肿大的甲状腺变小、变硬，并使甲状腺的血流量减少，减少甲状腺的过度充血状态，抑制滤泡细胞膨胀，从而使手术操作变得容易一些，而且术中出血机会明显减少。复方碘溶液必须在应用抗甲状腺药物、甲状腺功能正常的基础上使用，服用碘剂时间不宜过长，超过 4 周可能诱发甲亢症状再现。与此同时，可以视具体情况使用普萘洛尔 2～3 周，以进一步消除甲状腺激素的效应以及降低 T3 水平，保证手术的安全性
术前准备	充分休息，避免各种刺激因素，精神紧张、不安或失眠者，予以镇静剂，进高热量、高维生素饮食，定期测量体重，检测肝肾功能，必要时查心电图，怀疑有胸骨后甲状腺肿大，应做胸部 X 线检查，检查声带有无异常

结语	甲亢患者的神经系统、心、肝等常有损害，甲状腺组织脆弱，血管丰富，手术时易出血，故手术前应做好充分准备工作，待条件具备时再行手术

163. 甲状腺手术后的注意事项有哪些

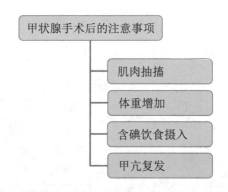

甲亢手术后出现的肌肉抽搐	甲亢手术时，如不慎将甲状旁腺切除或者损伤就会引起以低血钙、高血磷为特征的甲状旁腺减退症，症状表现为肌肉抽搐。若仅部分切除或暂时性血供不足、水肿和挤压伤多引起暂时性甲旁减，可于手术后数周或数月逐渐恢复。若腺体全部或大部分切除，则引起永久性甲旁减，可于术后即刻、数周或数月后发病。轻者症状隐匿，自觉手足麻木、刺痛或蚁走感，中度表现为发作性手足和面肌抽搐，手足呈鹰爪状，每天发作次数不等，每次 10～20 分钟，甚至更长。严重时喉头痉挛、呼吸困难，也可出现哮喘性发作，胆囊或膀胱痉挛甚至痉挛性发作、恐惧、烦躁、定向障碍。并发甲旁减者，发作时静脉补钙有特效，缓解期可给予口服钙剂和维生素 D 尤其是活化的维生素 D，但需定期监测血钙和尿钙，谨防治疗过头引起的高钙血症。此外，口服氢氧化铝和噻嗪类利尿剂作为辅助治疗，可取得更好效果
甲亢术后体重增加的原因	发生甲减的一个信号
甲亢术后摄碘	甲亢术后少量吃些碘盐、海带和海藻类食物是有益的，但是摄碘过多或过少都是有弊无益，要因人而异，适量摄入
结语	甲亢手术治疗后复发，首选内科药物治疗，其次是选用放射性碘治疗，一般不采用手术治疗

164. 甲状腺局部治疗是什么

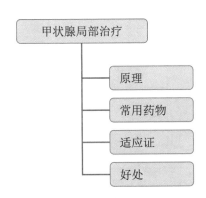

甲状腺局部治疗的原理	①药物在局部的高浓度状态，可通过其物理化学反应，使病变处的细胞或组织发生无菌性坏死，造成形态结构改变，从而使其功能降低或丧失。②药物在局部的高浓度状态，通过直接接触和缓慢浸润作用，而稳定甲状腺细胞膜结构，抑制炎症及减轻免疫反应
甲状腺局部治疗的常用药物	糖皮质激素、免疫抑制剂、生长抑素类似物及无水乙醇等
甲状腺局部治疗的适应证	①Graves 病②甲亢③浸润性突眼④亚急性甲状腺炎。单用激素注射法是桥本甲状腺炎和亚急性甲状腺炎局部注射治疗的首选方案
甲状腺局部治疗的好处	操作简便、创伤性小、效果肯定、并发症少及费用低廉，并且经过一系列的实验可以发现甲亢患者局部注射免疫抑制剂治疗，肝肾功能及血尿常规均无改变，无皮疹等过敏反应发生，亦无甲减、喉返神经损伤、甲旁减等并发症发生，表明采用此方法治疗安全，无不良反应。由于该方法可使肿大的甲状腺迅速缩小，甲亢症状控制快，无不良反应，无痛苦，并可降低甲亢的复发率，对拒绝手术及同位素治疗的患者有一定临床应用价值
结语	由于甲状腺位置表浅，且激素等具有调节免疫功能紊乱、消炎、抗过敏等作用，局部注射能对腺体直接发挥作用，腺体内药物浓度高，维持时间长，用量小，无明显不良反应，疗效确切，因此易于为患者接受，对有白细胞减少、严重皮疹、肝功能损害的患者尤为适宜。用多种药物进行局部治疗，扩散到全身的浓度很低，故不会产生全身的不良反应

165. 如何诊断和治疗亚临床甲亢

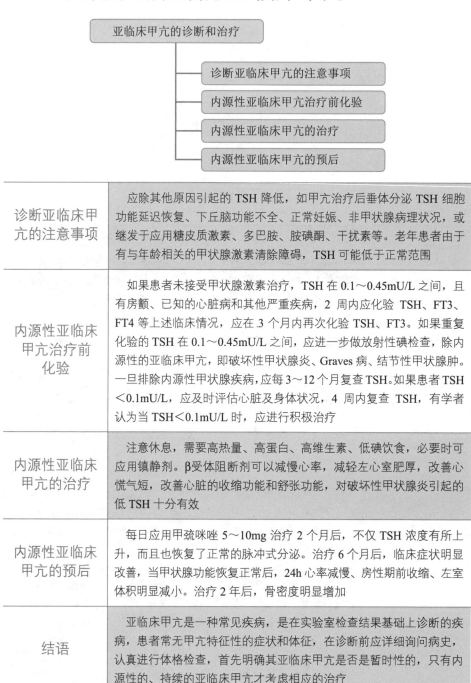

诊断亚临床甲亢的注意事项	应除其他原因引起的 TSH 降低，如甲亢治疗后垂体分泌 TSH 细胞功能延迟恢复、下丘脑功能不全、正常妊娠、非甲状腺病理状况，或继发于应用糖皮质激素、多巴胺、胺碘酮、干扰素等。老年患者由于有与年龄相关的甲状腺激素清除障碍，TSH 可能低于正常范围
内源性亚临床甲亢治疗前化验	如果患者未接受甲状腺激素治疗，TSH 在 0.1～0.45mU/L 之间，且有房颤、已知的心脏病和其他严重疾病，2 周内应化验 TSH、FT3、FT4 等上述临床情况，应在 3 个月内再次化验 TSH、FT3。如果重复化验的 TSH 在 0.1～0.45mU/L 之间，应进一步做放射性碘检查，除内源性的亚临床甲亢，即破坏性甲状腺炎、Graves 病、结节性甲状腺肿。一旦排除内源性甲状腺疾病，应每 3～12 个月复查 TSH。如果患者 TSH <0.1mU/L，应及时评估心脏及身体状况，4 周内复查 TSH，有学者认为当 TSH<0.1mU/L 时，应进行积极治疗
内源性亚临床甲亢的治疗	注意休息，需要高热量、高蛋白、高维生素、低碘饮食，必要时可应用镇静剂。β受体阻断剂可以减慢心率，减轻左心室肥厚，改善心慌气短，改善心脏的收缩功能和舒张功能，对破坏性甲状腺炎引起的低 TSH 十分有效
内源性亚临床甲亢的预后	每日应用甲巯咪唑 5～10mg 治疗 2 个月后，不仅 TSH 浓度有所上升，而且也恢复了正常的脉冲式分泌。治疗 6 个月后，临床症状明显改善，当甲状腺功能恢复正常后，24h 心率减慢、房性期前收缩、左室体积明显减小。治疗 2 年后，骨密度明显增加
结语	亚临床甲亢是一种常见疾病，是在实验室检查结果基础上诊断的疾病，患者常无甲亢特征性的症状和体征，在诊断前应详细询问病史，认真进行体格检查，首先明确其亚临床甲亢是否是暂时性的，只有内源性的、持续的亚临床甲亢才考虑相应的治疗

166. 如何治疗亚急性甲状腺炎所致甲亢

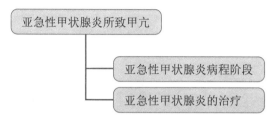

亚急性甲状腺炎病程阶段	先是甲亢阶段，表现为高代谢症状，以后病情逐渐发展，高代谢症状逐渐减轻，进入甲减阶段
亚急性甲状腺炎的治疗	轻型患者无须治疗，多数患者可用阿司匹林、非甾体抗炎药或环氧-2抑制剂治疗后症状缓解。中重型患者可用糖皮质激素适度缓解疼痛、减轻甲状腺毒症症状，泼尼松起始剂量30～40mg/d，临床症状及血沉指标正常后逐渐减量至停药。本病有20%的复发率，一旦复发，需重新开始激素治疗，撤药更需缓慢，最好等摄碘率正常后停药。甲状腺毒症明显者，可以使用β受体阻断剂。由于本病并无甲状腺激素过量生成，故一般不使用抗甲状腺药物治疗。每2～4周监测TSH和游离T4
结语	亚急性甲状腺炎是一种自限性疾病，预后一般良好，仅有5%～10%的患者会发生甲减，需长期以小剂量左甲状腺素替代治疗。其治疗根据病程的不同阶段及病情的严重程度采取不同的措施

167. 如何治疗甲亢危象

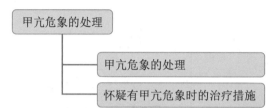

甲亢危象的处理

甲亢危象的处理

怀疑有甲亢危象时的治疗措施

甲亢危象的处理	去除诱发因素，降低体温，使用 β 肾上腺素受体阻断剂，抑制甲状腺激素合成，阻断甲状腺激素释放，抑制 T4 向 T3 转化及支持治疗等措施
怀疑有甲亢危象时的治疗措施	临床高度疑似甲亢危象及有危象前兆者应按甲亢危象处理。首先去除诱发因素，注意保证足够热量及液体补充，每日补充液体 3000～6000ml。高热者积极降温，必要时进行人工冬眠。有心力衰竭者使用洋地黄及利尿剂。优先使用 PTU，因为其在周围组织中可减少 T4 转化为 T3，口服或胃管内注入 200～300mg，每 6 小时 1 次。使用抗甲状腺药物 1 小时后使用碘剂，静脉或口服大量碘溶液，以阻断激素分泌。可在 24 小时内以碘化钠溶液 1.0g 静脉滴注，也可口服复方碘溶液，每天 30 滴左右，危象控制后即停用。注意糖皮质激素的使用。甲亢危象时，糖皮质激素的需要量增加，对有高热或休克者应加用糖皮质激素，糖皮质激素还可抑制甲状腺激素的释放，抑制 T4 转换为 T3。氢化可的松 200～300mg/d 静脉滴注或静注地塞米松 2mg，每 6 小时 1 次，以后逐渐减少。抗交感神经药物可减轻周围组织对儿茶酚胺的作用，常用的有普萘洛尔，可抑制甲状腺激素对交感神经的作用，也可降低末梢中 T4 转变为 T3。用药剂量须根据具体情况决定，无心力衰竭情况下普萘洛尔 10～40mg，每 4～6 小时口服 1 次或静脉滴注 2mg。但对有心脏储备功能不全、心脏传导阻滞、心房扑动、支气管哮喘等患者应慎用或禁用。而使用洋地黄制剂心力衰竭已被纠正者，在密切观察下可以使用普萘洛尔。经上述治疗有效者病情在 1～2 天内明显改善，1 周内恢复，此后碘剂和糖皮质激素逐渐减量，直至停药。在上述常规治疗不满意时，可选用腹膜透析、血液透析或血浆置换等措施迅速降低血浆甲状腺激素浓度
结语	甲亢危象死亡率很高，需要积极处理，待危象控制后，应根据具体病情，选择适当的甲亢治疗方案，并防止危象再次发生。防治方面，包括去除诱因和防治基础疾病，是预防危象发生的关键，其中积极防治感染及术前充分准备极为重要。应强调预防措施：①避免精神刺激；②预防和尽快控制感染；③不任意停药；④手术或放射性碘治疗前，做好准备工作

168. 甲亢的疗效标准及预后是什么

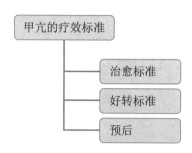

甲亢的治愈标准	①症状消失，体重增加，脉率正常，甲状腺区震颤及血管杂音消失，甲状腺肿及突眼症状减轻。②血清 TT3、TT4、FT4 水平正常，甲状腺片或 T3 抑制试验阳性（可抑制），甲状腺免疫学检查正常。③经多年随访观察无复发者
甲亢的好转标准	①症状好转，脉率减慢，甲状腺肿缩小，血管杂音减轻。②血清 TT3、TT4、FT4 水平基本正常，甲状腺片或 T3 抑制试验阴性（不可抑制），仍需继续治疗
甲亢的预后	大多数病人病程漫长或不断复发，药物治疗者复发率高，手术、¹³¹I 治疗复发率低，但并发症多。浸润性突眼的完全恢复可能性很小

169. 如何处理甲亢患者合并妊娠

```
甲亢患者合并妊娠的处理
    ├── 甲亢患者合并妊娠的处理
    └── 需要终止妊娠的情况
```

甲亢和妊娠的关系	妊娠时伴甲亢并不少见，伴发的甲亢以 Graves 病最常见，妊娠时滋养层激素 hCG 增高也可作用于 TSH 受体，使甲状腺激素合成增加，其他如毒性结节性甲状腺肿、功能自主性甲状腺腺瘤也可伴发。妊娠本身对 Graves 病也有影响，由于母体在妊娠时免疫系统受抑制，一些 Graves 病患者在妊娠期，甲亢可能自然减轻或好转，而在产后，受抑制的免疫系统得以恢复，可产生产后甲状腺炎而发生甲状腺毒症，或已经缓解的 Graves 病病情又会出现或加重。Graves 病患者血中的 TRAb 容易通过胎盘引起新生儿甲亢，还可发生早产及低体重新生儿。妊娠时，孕妇的一些高代谢症状常与甲亢相似，孕妇的代谢及心率均较正常妇女增加，可有高代谢症群表现，如心率可增至 100 次/分钟，甲状腺也可稍肥大，基础代谢率在妊娠 3 个月后较前增加可达 20%～30%，需与甲亢的症状鉴别。妊娠时，由于雌激素水平增高引起血中甲状腺激素结合球蛋白（TBG）也增高，故血清 T3、T4 也较正常增高，应测定不受 TBG 影响的 FT4 或 FT3 才能真实反映甲状腺功能状态，血清 TSH 在甲亢时也降低。甲亢和妊娠可相互影响，对妊娠的不利影响为早产、流产、妊娠高血压综合征及死胎等，而妊娠时可加重甲亢患者的心血管负担
甲亢患者合并妊娠的处理	因他巴唑较 PTU 更易通过胎盘，且有致胎儿畸形作用，故甲亢患者欲怀孕宜首选 PTU，尽可能小剂量治疗，在妊娠早期尽快控制甲亢症状，以利于在妊娠中晚期减量。普萘洛尔禁用。甲亢患者如妊娠，应列为高危妊娠，于妊娠全过程中应在产科及内分泌科共同监护下度过孕产期，其 TT4、FT4 应控制在正常值的上限。妊娠期一般不宜做甲状腺次全切除术，如择期手术治疗，宜于妊娠中期（即妊娠第 4～6 个月）施行。由于怀孕 12～14 周后胎儿甲状腺具有吸碘和合成激素的功能，也能对 TSH 起反应，故放射性碘治疗或诊断均属严禁之列

治疗妊娠伴甲亢时注意事项	①不可将血清总 T4 控制在非妊娠时正常水平，而宜调节 FT4 在正常高水平，以免发生甲减和流产；②抗甲状腺药物可自由通过胎盘，抑制胎儿合成甲状腺激素，促使胎儿 TSH 增高，可能引起胎儿甲减，故应尽可能采用量小的有效维持剂量，临床上稍呈轻度高代谢状态，血清 FT4 水平维持正常高限或稍高即可。每天 PTU 的剂量在 100～200mg 为宜。此组药物也可经乳汁分泌，故患者于分娩后如继续服用，不宜授乳。③妊娠时做甲状腺切除术，也用碘剂作准备，碘化物能通过胎盘，可引起胎儿甲状腺肿和甲减，出生时可引起新生儿窒息死亡。故妊娠伴本病如需手术治疗时，应做碘剂快速准备，一般不超过 10 天，以减少对胎儿的影响。手术后患者每天宜补充口服左甲状腺素（L－T4）以防流产。④普萘洛尔增加子宫活动和延迟子宫颈扩张，故在妊娠时宜慎用。⑤甲亢伴妊娠时，在抗甲状腺治疗中是否须加用甲状腺制剂的意见有分歧，一般认为补充甲状腺片可防止胎儿甲减和甲状腺肿。⑥妊娠期 10 周以后的胎儿甲状腺可浓聚 [131]I，可引起胎儿甲减和甲状腺肿，故甲亢不能应用 [131]I 检查和治疗
甲亢患者合并妊娠在何种情况下终止妊娠	①1 年内进行过放射性碘治疗的甲亢孕妇，或孕妇做放射性碘诊断检查者应考虑终止妊娠；②甲亢孕妇病情较重，小剂量抗甲状腺药物无法控制疾病者；③并发甲亢性心脏病，随妊娠进展心脏负担日益加重而威胁孕妇生命安全，需适时终止妊娠
结语	甲亢合并妊娠说法不一，有的认为妊娠不一定使甲亢加重，相反能耐受甲亢，病情有改善的迹象。甲亢病愈者一般不会因妊娠而复发，但妊娠后可转变为永久性甲减，因此甲亢病情控制后，最好在 1 年内避免妊娠

170. 妊娠期的甲亢患者可以手术治疗吗

妊娠期的甲亢患者与手术	无妊娠的甲亢患者，如需手术治疗也需经服用抗甲状腺药物治疗后，在血清 T3、T4 正常的情况下，再服用 2～3 周的碘剂之后再手术治疗才是最安全的方法。而未经抗甲状腺药物治疗，甲亢未控制的情况下手术治疗，有发生甲亢危象的可能，而且危象严重的可危及患者的生命。所以未经任何术前准备而实施手术治疗的方法是不可取的。妊娠期的甲亢患者如想手术治疗更应慎重。一般来说，妊娠期间不主张做甲状腺次全切除手术治疗甲亢。如计划手术治疗，也应在妊娠的中期，即妊娠后 4～6 个月，在充分术前准备的情况下实施手术治疗，但手术不宜在妊娠的最后 3 个月实施，因手术有可能导致早产等情况发生

171. 如何诊疗新生儿和儿童甲亢

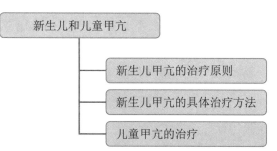

新生儿甲亢的治疗原则	轻症无须治疗，可自行缓解；病情较重者，可影响新生儿的发育，应及时进行治疗
新生儿甲亢的具体治疗方法	①丙硫氧嘧啶 10mg，每 8 小时 1 次口服，直至症状减轻再减量；②普萘洛尔每天 2mg/kg，分 3 次口服；③用碘剂和抗甲状腺药物治疗，口服复方碘溶液，每日 1～3 滴，甲巯咪唑每日 0.5～1.0 mg/kg 或丙硫氧嘧啶每天 5～10mg/kg，分 3 次口服。有心力衰竭时，可用地高辛，用法用量：成熟儿 0.06mg/kg，未成熟儿 0.05mg/kg，为洋地黄化量，最初给 1/2 量，其余量每 6～8 小时，分两次各给 1/4，维持量为总量的 1/4，每日 1 次。地高辛量决定于临床，心率 130～140 次/分为临床有效。新生儿甲亢最易发生心力衰竭，除用以上方法治疗外，尚可用呋塞米 1～2mg/kg，静脉注射，或每日 3mg/kg 口服，同时应注意低氯、低钠和低钾血症的发生。硫脲类药物能通过乳汁分泌，对哺乳的新生儿的甲状腺有抑制作用，哺乳期妇女如继续服用硫脲类药物时，不可哺乳新生儿，应人工喂养
儿童甲亢的治疗	①一般不采用手术治疗，因手术后复发率较高，也容易造成甲减、喉返神经损伤和甲状旁腺功能减退，而当 1～2 个疗程的抗甲状腺药物治疗无效或复发者，对药物过敏或不能坚持服药者，方可考虑手术治疗。②不宜采用放射性碘治疗，首先是因为儿童对放射线较成人敏感，疑有致甲状腺癌的可能；其次是因为甲亢儿童用放射性碘治疗后甲减的发生率较高，有报道达 46%，甲减对于儿童的生长发育甚为不利。③抗甲状腺药物可使 20%～30% 的患儿获得长期缓解，但复发率高，需长疗程治疗
结语	新生儿甲亢大多在出生后 1～3 个月自行缓解，无复发，也不留后遗症，偶有不能自行缓解者，可采取相应的方法及时治疗

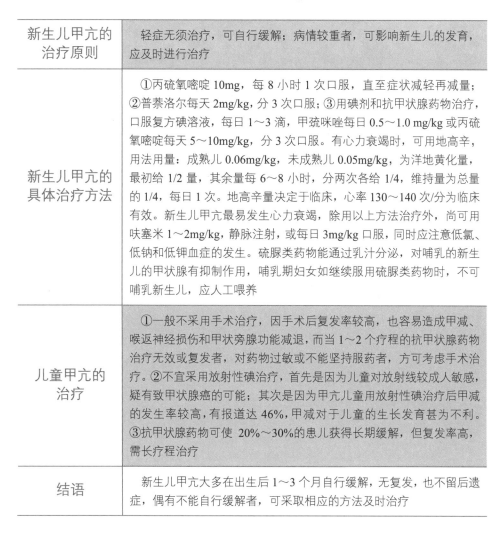

172. 甲亢患者低钾性周期性瘫痪如何处理

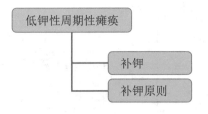

周期性瘫痪补钾的原则	出现低钾的前驱症状时，应预防性补充钾盐，可予氯化钾液或氯化钾片口服。出现低钾性周期性瘫痪时，应立即给予 10%氯化钾液口服。血清钾在 2.5mmol/L 以下时可静脉补钾，症状缓解后改为口服维持。静脉补钾时应注意：①补钾时浓度不得超过 3%，以免因局部刺激发生剧痛；②速度不超过每分钟 40～60 滴，切忌静脉推注以防血钾突然升高，导致心室纤颤和心搏骤停；③补钾时不能与葡萄糖混合输注，亦不能加用胰岛素混合输注，因二者均可将钾带入细胞内，降低血清钾；④严密观察尿量，每日尿量必须在 700ml 以上，每小时尿量 30ml 以上，才能继续补钾。若无氯化钾溶液或氯化钾片，患者可进食含钾丰富的食物，如蘑菇、青菜、香蕉、橘子、茶叶等，平时饮食多补充含钾丰富的食物
结语	临床上周期性瘫痪发作时，首先是积极控制甲亢，随着甲亢的逐渐好转，发作周期越来越长，瘫痪程度越来越轻，发作时程也越来越短。甲亢治愈后低钾瘫痪也可随之消失

173. 如何治疗甲亢性心脏病

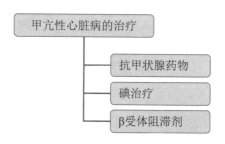

甲亢性心脏病的治疗	①给予足量抗甲状腺药物，控制甲状腺功能至正常；②碘治疗：经抗甲状腺药物控制甲状腺毒症症状后，尽量给予大剂量的 ^{131}I 破坏甲状腺组织，同时需要给予 β 受体阻滞剂保护心脏，如果发生碘治疗后甲减，应尽量应用小剂量的左甲状腺素片控制血清 TSH 在正常范围，避免过量左甲状腺素片对心脏的不良反应；③β 受体阻滞：普萘洛尔可以控制心动过速，也可以用于心动过速导致的心力衰竭，为克服其引起的抑制心肌收缩的不良反应，需要同时使用洋地黄制剂
甲亢性心脏病处理的注意事项	甲亢性心脏病的处理和其他心脏病的处理并无不同，只是前者更为困难，应采用限制钠盐、利尿剂和洋地黄等。奎尼丁和洋地黄虽可治疗心房颤动和心力衰竭，但必须同时控制甲亢，方可获得较好疗效，否则易发生心肌中毒反应。利舍平和呱乙啶可降低心率和减少躁动，但应注意直立性低血压。普萘洛尔作用较快，对心动过速有缓解作用，但有抑制心肌收缩的作用，故对有心力衰竭的患者应在严密监测下使用
结语	甲亢患者中 10%～15% 发生心房颤动，甲亢合并房颤应积极治疗原发病，甲亢控制后，与甲亢相关的房颤不用药也可完全转复。若甲亢控制已经 4 个月而仍持续性房颤者自行转复的可能性小，建议应做心律转复

174. 甲亢伴发重症肌无力如何治疗

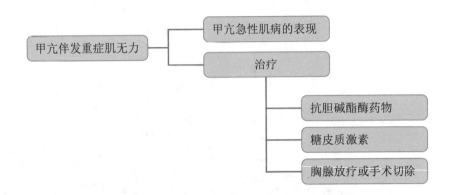

甲亢急性肌病的表现	急性肌病在甲亢患者很少发生，发病迅速，表现为进行性严重肌无力，患者在数周内可见说话、吞咽困难，发音障碍，复视及四肢无力，表情淡漠，抑郁，也可合并甲亢危象，引起呼吸肌麻痹时可见呼吸困难，甚或呼吸衰竭，病势凶险。对该类患者关键是护理，维持呼吸通畅，必要时行气管切开术，当甲亢控制后，急性肌病随之好转
甲亢伴发重症肌无力的治疗	本病的治疗原则为尽快使肌无力症状得以缓解，防止症状进展而出现肌无力危象。治疗主要采用新斯的明、安贝氯铵、免疫抑制剂等药物，促进肌肉功能的恢复，同时尚需注意稳步控制甲亢。对于肌无力症状可用抗胆碱酯酶药物治疗，如新斯的明或吡斯的明、安贝氯铵，从小剂量开始。抗胆碱酯酶药物治疗效果不满意者，可用糖皮质激素类药物，如泼尼松等，症状好转后减量。对病程长、肌无力严重、药物治疗效果不好的患者，可考虑胸腺放疗或手术切除治疗
结语	对急性肌病患者治疗关键是护理，维持呼吸道通畅，必要时行气管切开术。当甲亢控制后，急性肌病随之好转。治疗原则是尽快使肌无力症状得以缓解，防止症状进展而出现肌无力危象

175. 慢性甲亢性肌病应怎样治疗

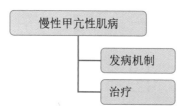

慢性甲亢性肌病的发病机制	甲亢患者，尤其是未及时治疗的甲亢患者，常有慢性甲亢性肌病，其发生主要是由于甲亢时过多的甲状腺激素使肌肉处于负氮平衡，肌肉蛋白质分解增加，故易出现肌萎缩。此外，过多的甲状腺激素使肌细胞中的肌酸磷酸激酶、肌酸磷酸化酶的活性降低，三磷腺苷和磷酸肌酸合成减少，使肌肉维持正常肌张力的能量不足，故易出现肌无力，所以甲亢患者的肌肉是消瘦而无力。慢性甲亢性肌病主要表现为近身端肌无力和肌萎缩，呈进行性加重，但无感觉障碍，无肌肉瘫痪。肌病的严重程度大多数与甲亢的严重程度有关
慢性甲亢性肌病的治疗	慢性甲亢性肌病一般无须特殊治疗，随着甲亢的逐渐控制，慢性甲亢性肌病也自行逐渐好转，甲亢治愈后，肌病也可随之治愈。但由于慢性甲亢性肌病时肌无力，所以应加强护理，以免摔倒或造成其他意外

176. 甲状腺相关性眼病如何治疗

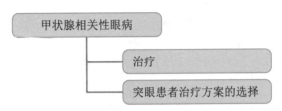

甲状腺相关性眼病的治疗	目的是纠正甲状腺功能及下丘脑-垂体-甲状腺轴功能的异常，改善和保护视力，减轻疼痛。一般轻度眼病可随甲状腺功能的恢复而消失，只需观察随访，并给予对症治疗，如避免强光、灰尘刺激，适当用一些眼药水以缓解眼干不适等，戴深色眼镜避免强光及各种外来刺激，复视者用单侧眼罩减轻复视，眼睑不能闭合者睡眠时用抗菌眼膏并戴眼罩，严重者行眼睑缝合术，以免角膜暴露部分受刺激而发生炎症。中度突眼的患者，如果疾病处于活动期，可以采用免疫抑制治疗，大剂量糖皮质激素冲击治疗，也可采用球后放射治疗。如果疾病处于静止期，则考虑康复性手术治疗，按先后顺序依次进行眼眶减压术，眼外肌手术，眼睑手术。重度突眼患者，则可考虑大剂量甲泼尼龙冲击治疗或眼眶减压术
突眼患者治疗方案的选择	糖皮质激素加免疫抑制剂对眼外肌功能障碍及眼球突出度的改善更加明显；放射治疗主要用于活动期 Graves 眼病的治疗，尤其是早期急性发作时；眼眶减压术指征包括：①严重的眼球突出，有疼痛或角膜溃疡；②视神经症状经药物治疗无反应或需长期大剂量糖皮质激素治疗而患者有相对禁忌证；③有复视的患者，最终需要用眼外肌手术来纠正时；④患者的眼病病情较稳定，但是存在一种难以接受的损害缺陷
结语	甲状腺相关性眼病大多为自限性，一般能在 3～36 个月内自行缓解，仅 5%左右患者会发展到严重危害视力、损害容貌的程度，要获得良好的疗效，早诊、早治是关键

177. 甲状腺相关性眼病如何冲击治疗

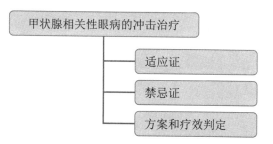

甲状腺相关性眼病的冲击治疗适应证、禁忌证	具有以下临床表现的患者可进行甲状腺相关性眼病的冲击治疗：①眼球突出，突眼度大于 18mm；②处于活动期；③眼肌增粗；④眼球活动受限；⑤视力下降。而以下患者不宜进行冲击治疗：患结核、消化性溃疡、骨质疏松、糖尿病、高血压、严重感染、肝肾功能不全、精神病和有精神病家族史的患者。若上述患者必须治疗，应在冲击治疗的同时治疗原发病
甲状腺相关性眼病的冲击治疗的方案和疗效判定	目前甲状腺相关性眼病常见全身治疗方法包括 9 种，一般是静滴甲泼尼龙或甲泼尼龙联合环磷酰胺、奥曲肽等。如：甲泼尼龙每次 1.0g，每周 2 次静脉滴注，总疗程共 6 周；甲泼尼龙每次 0.5~1.0g，每天 1 次静脉滴注，总剂量 5~6g，即连用 5~7 天，1 周后改为口服泼尼松 0.5mg/kg，2 周后减量等多种方案。环磷酰胺每日或隔日 200mg 静脉注射和泼尼松每日或隔日 30~60mg 口服，隔周交替使用疗效较好，且可减少药物用量及副作用。疗程 3~4 周，见效后泼尼松递减至撤除，环磷酰胺改每天口服 50~100mg 维持较长时期，用药期间应随访血象。可硫唑嘌呤 30~50mg/d 或甲氨蝶呤 15~20mg/d 与糖皮质激素联用。应用生长抑素类似物奥曲肽和兰瑞肽治疗可使部分浸润性突眼患者突眼程度减轻，其机制为此类制剂可抑制纤维细胞增生和糖胺聚糖的合成。常用剂量为奥曲肽 100μg/d、300μg/d 或 600μg/d 肌肉或皮下注射；兰瑞肽每次 40mg，2 周 1 次，肌肉注射，连续治疗均可达 3 个月。冲击治疗疗效判断标准为：①痊愈：突眼度小于 16mm，眼部症状消失；②好转：突眼度回缩在 2mm 以上，球结膜充血，水肿消失，复视改善；③无效：突眼度回缩小于 2mm，眼部症状无改善；④加重：突眼加剧
结语	甲状腺相关性眼病主要不良反应包括轻度兴奋，失眠，低钾乏力，胃肠道不适，球结膜充血、水肿、瘀血。总不良反应发生率在 8.9%~13.2%。在甲状腺相关性眼病的活动期，甲泼尼龙、环磷酰胺、甘露醇、呋塞米、奥曲肽联合治疗疗效最好，治愈率在 47%，总有效率为 88%，且不良反应较其他治疗无增加

178. 甲状腺相关性眼病的其他治疗方法包括什么

```
甲状腺相关性眼病的其他治疗方法
                    局部球后糖皮质激素注射
                    口服糖皮质激素
```

甲状腺相关性眼病球后注射治疗	局部球后糖皮质激素注射，往往应用长效糖皮质激素曲安奈德球后注射，该药效力是可的松的 20～30 倍，其局部作用时间可维持 2～3 周，故只需每 2～3 周注射一次即可。球后注射免疫抑制剂及生长抑素具有良好的疗效，而且可避免因长期用药而导致的全身不良反应，局部不良反应主要表现为结膜充血、水肿、瘀血及眼睑皮下瘀血，无须特殊处理，可自行痊愈，且患者能耐受，不影响疾病的治疗
口服激素治疗甲状腺相关性眼病的疗效	口服糖皮质激素用于治疗活动期甲状腺相关性眼病，能有效改善软组织相关症状及视神经功能，有利于视力的恢复，但对眼外肌功能障碍及眼球突出度的改善不明显。早期方法为长期、大剂量口服泼尼松，初始剂量 30～60mg/d，显效后逐渐减量至维持剂量，疗程 6～12 个月；病情严重的病例口服泼尼松的最大剂量为 120～140mg/d，因不良反应大，后改进为隔日大剂量顿服（泼尼松 60mg/d、80mg/d 或 100mg/d），通常 2～3 个月显效后减量（每次 5mg），最小有效维持量为隔日一次顿服 20～40mg。一般服用后 1～2 个月开始出现疗效，3～6 个月达最大疗效，病情严重者服用 6～10 个月后才出现最大疗效。视病情许可停药
其他治疗方法	球后照射应在大剂量糖皮质激素治疗无效或因有禁忌证不能用糖皮质激素时考虑应用。放射线对敏感的淋巴细胞起抑制作用，在上述疗法未能良好奏效时，辅以球后放射治疗对眼部浸润及充血症状可获得较好疗效，但对眼球突出疗效甚微。血浆置换法能迅速去除血浆中自身抗体，特别对病程较短，眼球突出急剧，有软组织、角膜病变及视力障碍者尤为有效。但此法的疗效为一过性，一般应继以糖皮质激素治疗。血浆置换量每次 2L，计 3～4 次。严重突眼且视力受明显威胁者，可行眶内减压手术治疗。在突眼的急性过程稳定以后，由于肌肉的纤维化或挛缩，常遗留下复视或跟随的异常，可用手术进行矫正
结语	总结多项研究结果，球后糖皮质激素注射的总疗效逊色于全身治疗。文献报道口服糖皮质激素总有效率为 66%～90.63%

179. 局限性黏液性水肿如何治疗

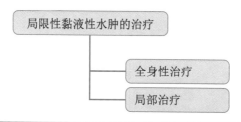

局限性黏液性水肿的治疗	这种治疗应包括两部分，其一是全身性治疗，除用抗甲状腺药物治疗，控制甲亢的症状外，应用糖皮质激素如泼尼松等抵制自身的免疫反应，因弥漫性甲状腺肿伴甲亢者其发病除遗传因素外，主要与自身免疫反应有关，而且局限性黏液性水肿也与局部的免疫反应有关，所以全身性治疗有一箭双雕之效。除用糖皮质激素口服治疗外，也可试用其他免疫抑制剂，如环磷酰胺、硫唑嘌呤等治疗。其二是局部治疗，可以局部注射透明质酸酶或局部注射氢化可的松、地塞米松或局部外涂倍他米松、氟轻松软膏等，这些治疗方法都有一定的疗效。轻微的皮损一般不需要特殊治疗。如有继发感染应按软组织炎症给予局部湿敷和全身抗生素。有报道采用较大剂量的免疫球蛋白静脉注射可取得较好疗效。奥曲肽可通过与受体结合抑制成纤维细胞分裂增殖，减少病变部位透明质酸的合成
结语	局限性黏液性水肿较轻者常无特殊治疗，随着甲亢的控制，局限性黏液性水肿也常随之好转而消失。但对于局限性黏液性水肿病情发展迅速，病变广泛者，应积极采用全身及局部的特殊治疗。只要在早期积极治疗常可完全治愈

180. 甲亢伴重症肌无力如何治疗

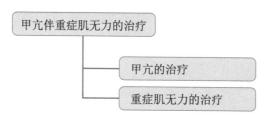

甲亢伴重症肌无力的治疗	①应积极治疗甲亢，但应避免甲减的发生；②同时治疗重症肌无力，应用抗胆碱酯酶药物，如新斯的明、溴吡斯的明、安贝氯铵等。重症肌无力的全身肌型、延髓肌型及抗胆碱酯酶疗效差者应用糖皮质激素，但应注意诱发肌无力危象，应做好气管切开和人工呼吸的准备

181. 甲亢治疗期间相关症状如何处理

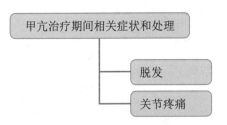

甲亢休止期脱发的治疗	关键在于去除脱发的原因，也就是抓紧治疗甲亢本身，如果甲亢得到控制，头发就会重新长出来，因为患者头皮的毛囊没有被完全破坏，适当口服胱氨酸、维生素 E 以及中药六味地黄丸也有利于头发的复生。对斑秃患者除上述治疗外，还可以局部注射泼尼松龙混悬液和 2%利多卡因各 1ml 混合液，在秃发区分点注射，每点注射 0.1ml，每周注射 1 次，共 3～4 次，可促使新发逐渐生长
甲亢治疗期间出现关节疼痛的原因及处理	由于甲亢对于身体的影响是多方面的，其中包括骨骼系统，如可能有骨质疏松、增生性的骨膜下骨炎等骨骼系统的病变，因此导致患者出现关节疼痛。这时应积极进行原发病的治疗，当甲亢控制后，对骨骼系统的影响减轻，关节疼痛也会逐渐的缓解。也有极少数患者的关节疼痛可能是抗甲状腺药物的不良反应引起的，这在减少或停止使用这种抗甲状腺药物以后，关节疼痛就能自然好转。还有的原因可能是同时伴随有风湿性或类风湿性关节炎、肩关节周围炎等骨骼系统疾病，尚有 PTU 可引起自身免疫性血管炎，也可导致关节炎
结语	一般来说，甲亢患者出现关节疼痛，应立即就医，进行适当的检查，以明确引起的原因，及时处理

摆脱甲亢

182. 甲亢患者如何进行情绪调节

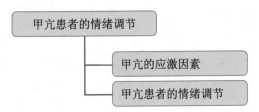

甲亢的应激因素	感染：包括细菌感染与病毒感染所致的某些疾病；长期的精神创伤或强烈的精神刺激，如忧虑、悲哀、惊恐、紧张等；少数患者的发病与过度疲劳、外伤、妊娠、摄入过多的含碘食物及接触含碘药物如胺碘酮、复方碘液等有关
甲亢患者的情绪调节	甲亢患者应学会调节自身的情绪，避免不良的情绪伤害，如紧张、恐惧、忧虑、愤怒、悲伤等，应保持心情舒畅，避免任何刺激和情绪波动，避免过度疲劳，注意充分休息
结语	甲亢患者在注意调节自身情绪的同时，在药物治疗期间，应适当减少活动量，随着病情的有效控制和好转，可逐渐增加活动量

183. 甲亢患者的饮食应注意哪些

```
┌─────────────────────────┐
│  甲亢患者饮食的注意事项  │
└─────────────────────────┘
        │
        │   ┌──────────────────────────────┐
        ├───│ 高热量、高蛋白、高碳水化合物、 │
        │   │ 高维生素饮食                   │
        │   └──────────────────────────────┘
        │   ┌──────────────────────────────┐
        └───│ 禁食含碘食物                   │
            └──────────────────────────────┘
```

甲亢患者的饮食	甲亢属于高代谢综合征，基础代谢率增高，蛋白质分解代谢增强，需供给高热量、高蛋白、高碳水化合物、高维生素饮食，以补充其消耗。每人每天宜供给 3000～3500kcal，应适当增加餐次，碳水化合物通常占总热量的 60%～70%，蛋白质应每天 1.5～2.0g/kg，不宜多给动物蛋白，脂肪供给量正常或偏低。适当增加矿物质供给，多选用含维生素 B_1、B_2、C 丰富的食物。保证足够的供水量。中老年患者应适量补充钙剂或食用含钙高的食品及维生素 D 制品。禁食含碘食物，如海带等
结语	甲亢治愈后，甲状腺明显缩小或接近正常时，可逐渐进食含碘食物，当出现甲减时，可有意识地多吃一些海鲜等含碘量较高的食物。在虽甲亢临床治愈，但患者甲状腺仍较肿大，预计不久甲亢会复发时，需要忌碘饮食

184. 甲亢与妊娠的关系是什么

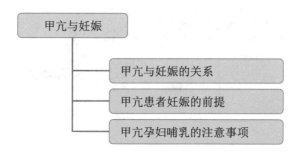

甲亢与妊娠的关系	甲亢与妊娠相互影响，甲亢可致早产、流产及死胎等，妊娠可加重甲亢病情
甲亢患者妊娠的前提	甲亢患者接受抗甲状腺药物治疗，血清 TSH 达到正常范围，停用抗甲状腺药物后可以妊娠，或者减少抗甲状腺药物剂量，使血清 TSH 处于正常值的上 1/3 范围也可以妊娠。若接受碘治疗 1 年后可妊娠，妊娠应选择在甲亢病情稳定时
甲亢孕妇的哺乳	如果妊娠甲亢患者在妊娠后期已停用抗甲状腺药物，甲状腺功能正常，分娩后可正常哺乳。传统认为凡分娩后继续服用抗甲状腺药物，不宜哺乳，但近年针对丙硫氧嘧啶或甲巯咪唑进行的前瞻性随访观察表明未见对下一代的甲状腺功能有不良影响，但尚需大规模、多中心、长时期的临床试验来进一步证实
结语	甲亢孕妇生下的孩子易发生新生儿甲亢，也可能发生甲减，因此甲亢妇女尚未妊娠者，最好等甲亢治愈后再考虑妊娠。应在孩子出生时检查甲状腺功能，在 4～6 周时应复查

185. 甲亢与遗传的关系是什么

甲亢与遗传的关系

有一定关系，临床上的甲亢患者大多有家族性

甲亢与遗传	患甲亢的母亲，其子女的甲状腺对病原体的易感性较其他人为高，但不是每个人都会患甲亢，感染、精神应激等是重要诱发因素，因此在一定程度上，甲亢患者的子女应定期检查
甲亢突眼与遗传	甲亢突眼有家族簇集现象，且女性多发，人类细胞相容性抗原（HLA）与突眼有密切的关系，伴有突眼的甲亢患者中 HLABgDR3 位点阳性则明显多于无突眼的甲亢患者，由此看来，遗传因素在甲亢突眼的发生中不可小觑
结语	甲亢病因中最常见的 Graves 病发生机制尚未完全阐明，一般认为主要是在遗传缺陷的基础上由于各种应激因素如感染、精神刺激等作用下产生的，即是在遗传缺陷和环境因素作用下的结果，临床上常见一个家族中可以有多个 Graves 病的患者，其引起的甲亢在同卵双胞胎间的发生率明显增多。所以 Graves 病是可能会遗传的

186. 甲亢患者体育运动时应注意哪些

甲亢患者体育运动时的注意事项

患甲亢后的机体活动，以不影响病情为原则

甲亢患者的体育运动	甲亢患者各个系统都处于功能亢进状态，机体的能量消耗很大，要注意体力和脑力两个方面的休息。在病情还没控制之前，不能从事重体力劳动，持久的脑力劳动应该避免。大多数情况下，甲亢患者并不需要长时间卧床休息，适当的体育运动也是有益的。青少年甲亢患者在药物治疗期间，应适当减少或免修体育课。对于合并心力衰竭等严重并发症的患者，则要注意卧床休息
结语	甲亢患者的机体活动的原则是不影响病情

187. 甲亢复发应如何处理

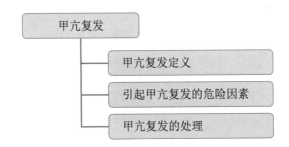

甲亢复发定义	按正规治疗 2 年以上，达到持久性恢复或临床痊愈标准，如肿大的甲状腺明显缩小，超声波显示血流正常，TRAb 滴度持续下降到正常以及垂体–甲状腺轴正负反馈调节恢复正常，但停药后临床症状和实验室检查再次出现异常，达到诊断标准。目前，长程规律口服抗甲状腺药物治疗的复发率较高，可达 30%～50%，主要发生在停药后的第 1 年，3 年后复发率明显减少，而外科手术治疗或者放射性碘治疗的患者复发情况较少
引起甲亢复发的危险因素	①感染：感冒、上呼吸道感染、腹泻等；②不幸遭遇：如外伤、车祸、亲人亡故等；③精神心理因素：如高考、转学、月经期、怀孕等；④饮食不节：过度饮酒、吸烟、喝咖啡，长期吃含碘较多的食物或药品等
甲亢复发的处理	轻型复发患者可以继续应用抗甲状腺药物治疗，不过疗效不及初治时好，疗程还需延长到 3 年以上。甲状腺肿大在 3 度以上的复发患者，最好进行外科手术治疗，治愈率可达 90%。若手术后再复发，轻者仍可用抗甲状腺药物治疗，但需长期坚持服用，直到 TSAb 阴性再停药。放射性碘治疗，最适合于药物、手术治疗后复发的患者。若经过放射性碘治疗后再度复发，因甲状腺受到放射线损伤，组织结构发生变化，不宜再行手术治疗，可口服抗甲状腺药物治疗
结语	甲亢患者要认真克服能引起甲亢复发的危险因素，同时为减少复发，要求除临床表现及 T3、T4 和 TSH 正常外，T3 抑制试验或促甲状腺激素释放激素兴奋试验亦正常才停药则更为稳妥；血 TSH 受体刺激性抗体浓度明显下降或阴转提示复发的可能性较小

188. TRAb 与甲亢复发的关系是什么

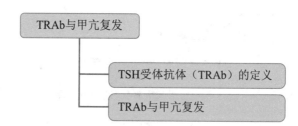

TSH 受体抗体（TRAb）	由甲状腺淋巴细胞所产生的，包括甲状腺刺激抗体（TSAb）、促甲状腺激素刺激阻断性抗体（TSBAb）。TSAb 等刺激性抗体是 Graves 病发生、发展的主要原因，而 TSBAb 等阻断性抗体在甲减的发病机制中起重要作用，导致甲减。TRAb 在自身免疫性甲状腺疾病中检出率高达 70% 以上，而在单纯甲状腺肿和甲状腺瘤等非自身免疫性甲状腺疾病患者的外周血中却不存在
TRAb 与甲亢复发	TRAb 阳性者预测复发的特异性和敏感性约为 50%，治疗过程中 TRAb 阴性则表明病情有所缓解。甲亢患者在治疗后，若血清 sTSH、FT3、FT4 测定结果正常，如 TRAb 持续阳性者，则不可以轻易停药，预示着停药后甲亢容易复发，应继续治疗至 TRAb 转阴，以 TRAb 转阴为停药的指标。对甲状腺明显肿大，经长期抗甲状腺药物治疗后，TRAb 持续阳性者，应考虑手术治疗
结语	许多抗甲状腺药物都有免疫抑制作用，而这种作用是一个缓慢持续的过程，故 Graves 病控制后患者定期测定血清 TRAb 水平，同时以小剂量持续治疗至 TRAb 转为阴性是必要的，这样才能正确选择停药时机，降低 Graves 病复发率

189. 手术治疗复发的甲亢患者如何处理

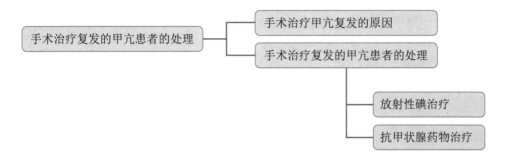

手术治疗甲亢复发的原因	①甲状腺组织切除的较少；②甲亢病情顽固；③有感染、精神创伤等诱发甲亢的因素
手术治疗复发的甲亢患者的处理	①放射性碘治疗：对成人型甲亢，无生育要求者，年龄较大如 40岁以上患者，首选放射性碘治疗；②抗甲状腺药物治疗：如年龄较轻，以首选抗甲状腺药物治疗为好，但宜长期用药，停药后容易复发
结语	甲亢术后复发患者的治疗要针对原因，结合患者的具体情况选择治疗方法